発達障害 ヘンな子と言われつづけて

いじめられてきた私のサバイバルな日々

高橋 今日子

明石書店

はじめに――「特別」じゃない私が本を書く理由

初めまして。私は高橋今日子といいます。昭和50年生まれで明確な診断名がつけられない、いわゆる軽度発達障害のある女性です。

約8年ほど、歯科技工士として働いていましたが、現在は求職中です。夫と二人暮らし、そして、そのかたわらで「成人発達障害と歩む会『シャイニング』」という発達障害の理解を広める団体を立ちあげて代表として活動をしています（以下、「シャイニング」と記します）。

私は小さいころから「なんかへん！」「頭がおかしい」と人にいわれ、馬鹿にされながら生きてきました。ヘンな部分を直したいと思って直そうとしても直せないし、頑張っても人並みにものごとがこなせないのです。世間から取り残されたみたいで、人といっしょにいても居場所を間違えているような感じがします。

学校の先生、同級生はそんな私を理解してくれません。「なんで私は人から理解されないのだろう?」。子どものころから自分に何度も問いかけてみましたが、25歳で発達障害と診断されるまでわかりませんでした。今も周囲の理解に恵まれていない世界で生きています。つらい世界です。つらさのあまり、今まで流した涙は1リットルどころではありません。それでも自殺せず生きています。

最近、TVや雑誌などで、才能のある発達障害のある人が取りあげられるようになりました。たとえば、トム・クルーズは読字障害といって、文字が読めない障害をもっています。また、坂本龍馬やエジソンはADHD(注意欠陥多動性障害)といわれています。けれど、才能のある人はごく一部。私はTVや雑誌、本に登場するような頭がよくて能力の高い当事者でも、発達障害を前向きにとらえ、はつらつと生きている当事者でもありません。輝かしいサクセスストーリーやすぐれた経歴、特別な才能もありません。家族や周囲の人たちの理解や支援を受けている恵まれた当事者でもないのです。

人からは私の話し方や容姿を見て「障害があるようには見えない」といわれることが多いです。障害の程度が軽いので、「生きにくさを感じていないのでは?」といわれることもあります。しかし、障害の程度で生きやすさ、生きにくさは決まりません。かといって、「私はこんなに大変だった」と、苦労自慢をするつもりはなく、同情を買うつもりもありません。見た目や話しただけではすぐにわからない発達障害を知ってほしい、私のように発達障害でつらい思いをする人が減ってほしい、と思い自分の人生を振り返ってみることにしたのです。

この本が発達障害者の理解や支援に役立てばとても嬉しく思います。ただし、当事者の特徴は当事者の数だけあり、必要とする支援、あう支援は人それぞれなので、私が必要とする支援がすべての当事者の方にあうとは限りません。ですので、参考程度にしていただけたらと思います。

読者のなかには「なんで、こんなふつうの人が本を書くの?」と思われる方がいるかもしれません。たしかに、成功している当事者や特別な才能があり能力が高い当事者、または生活環境に恵まれた当事者が本を書くことが多いですが、特別な才能がなく、周囲の理解や支援や能力もない、生活環境に恵まれていない当事者がいることを知っていただきたいと思うのです。

高橋　今日子

2012年10月

発達障害　ヘンな子と言われつづけて――いじめられてきた私のサバイバルな日々●目次

本文イラスト　高橋今日子

第1章

「ドジ」で「ノロマ」な「カメ」

「普通の子」とは遠く離れて
——早くも自尊心が傷つけられた幼少期

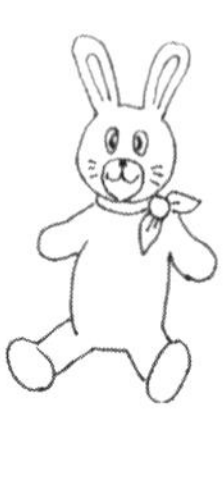

●●●高橋今日子、誕生

私は昭和50年11月に生まれました。家族は父と母、4つ離れた姉です。

小さいころの私はとても内気で大人しい子どもで、知らない人に話しかけられると恥ずかしくて挨拶すらできず、しゃべるときは蚊の鳴くような声で話していました。ただ、健康にはめぐまれていて、好き嫌いなく、なんでもよく食べ、病気をほとんどしない健康優良児でした。そして、家で遊ぶより、外で遊ぶのが大好きという活発な一面がありました。公園の遊具で遊ぶか、近所の子に遊び道具を借りていっしょに遊ぶことが多かったです。しかし、運動神経がとても鈍く、動作も遅く、同世代の子どもの動きについていけませんでした。

ゲームをしてもゲームのルールがなかなか理解できず、人の足を引っ張るのがいやで、自己嫌悪になりました。なので、ごくたまに2、3人程度と少人数で遊ぶことはありましたが、ひとりで遊ぶことが多かったです。そのころから集団行動が苦手だったのです。また、なにをしても人より覚えるのに時間がかかりました。グズでノロマなので父からはよく怒られ殴られました。姉は同じ姉妹とは思えないくらいしっかりしていて、頭がよくて器用なので、父に殴られることはありませんでした。母から最近聞いた話ですが、家のドアを閉められるようになるまで、同世代の子どもより時間がかかったようです。ですので、母は私をおいて外出をすることができなかったそうです。

●●●幼稚園に行きたくなくてバスのなかで大泣き

昭和55年、私は近所の幼稚園に入園しました。入園テストでは絵を描く、体操をする、など簡単なテストをしました。しかし絵はメチャクチャ、平均台の上を歩けない、とあまりの不器用さに不思議がられるほどで、入園テストを終えてから母が恥ずかしそうにしていたのをなんとなく覚えています。

入園してからも私はつまずきました。おゆうぎの振りつけが覚えられず、みんなのテンポについていけませんでした。色紙を切り、画用紙に貼りつける作業をしても、はさみは使えない、まっすぐに切れない、手はのりでベタベタ、画用紙はのりを塗りたくったせいでカチカチになってしまいました。ほかの子たちはそんなことはありません。私のお道具箱は整頓できないために乱雑で女の子のお道具箱とは思えませんでした。まるで、だらしがない男の子のお道具箱のようでした。みんなができて私だけできないことが多いので、私の自尊心はなくなりました。

人と同じことができず、「あの子はヘン」とみんなからいわれるようになりました。いじめられませんでしたが、幼稚園に行くのがいやになりました。そして、私自身、普通の子と違うと薄々感じるようになりました。毎朝、行きたくないと泣く私を無理やり母が幼稚園のお迎えが来るバス乗り場に連れていき、バスのなかで大泣きし、幼稚園に着いて、しばらくしてからも泣いていたのを覚えています。

年中組になっても相変わらず不器用で字が書けるようになりませんでした。さいわい母が幼稚園から入れる学習塾に入れてくれたのがきっかけで、そこで字を覚え、書けるようになりました。塾に行かせてくれた母には感謝をしています。

●●●知的に問題がある、といわれて

そそっかしくて注意力散漫だったことも私のひとつの特徴でした。ある日のことです。幼

稚園にある砂場でおすもうさんが土俵に塩をまくまねをして遊んでいました。まわりに誰もいないのを確認したはずなのですが、近くに人がいたのに気づかなくてその人に砂をかけてしまったことがありました。もちろん砂をかけてしまった子には謝りました。あれだけ、人がいないかよく見たのに、どうしてだろうと思ったのを覚えています。

卒園が近づいたときでした。担任の先生が「今日子ちゃんは小学校に入ってから大丈夫かしら?」と心配していたのを覚えています。母から聞いた話ですが、卒園式を終えた後、担任の先生に呼ばれ「お子さんは知的に問題があるから病院で診てもらったほうがいい」といわれたそうです。母は動揺し、後で私を叱りました。「担任の先生にこんなことをいわれた!」と怒られ、「なんで怒られないといけないの?」と、悲しくなったのを覚えています。そのとき、子どもながらに「自分はほかの子と違うのかな、おかしいのかな」となんとなく感じていたので、病院に行きたいとお願いしたら「病院でなにをいわれるかわからないからいや」といわれました。私は母をあとから恨みました。本当の私を知るチャンスを失ったからです。大人となった今は突然「子どもに知的な問題がある」などと自分が思ってもいないこと、または受け入れたくないことをいわれて、母が否定したくなった気持ちは理解できます。子どもを障害者にしたくない、障害者でないことを望むという親の気持ちもわかります。

私の母のように、子どもの障害を受け入れたくても受け入れられず、理解ができなくて苦しんでいる親御さんも少なくないと思います。ただ、子どもの人生の可能性をどうすれば伸ばしてあげられるのか、そのために診断が必要なときもあるのではないかということはわかってほしいのです。私のように診断を受けずにいたために「ふつうの子」とみなされ、「ふつうの子」と同じレベルのことができるよう求められて、苦しむことがあるかもしれません。いくら頑張っても人よりできないこと、人より責められ、怒られ認められないことがストレスとなって心の傷となり、将来二次障害になる可能性が高くなるかもしれないのです。ありのままの子どもを受けとめるためにも、私は診断が必要だと思っています。

私からのお願い1

♣発達障害のあるお子さんがいる親御さんたち、そのまわりの人たちへ

●乳幼児健診で発達の診断を義務づけてほしいです。早いうちから診断を受け、年齢や本人にあった適切な指導があれば二次障害を防ぐことができます。

●子どもの発達障害を受け入れることができない、または理解をしたいけれど苦しんでいる親御さんや周囲の人たちがいますので、そのような人たちに寄り添うことも大事ではないかと思います。

●診断を受けて親がショックを受けるかもしれません。当事者の親のための子育て支援があればと思います。

●発達障害がある人の場合は年相応になにかをできないことがあります。ですので、実年齢相応のふるまいを望まないほうがいいかもしれません。感情的に怒られたり、叱られたりすると口調や大声の怖さで人の話が聞けなくなるので、注意をするときは穏やかに話してあげてください。

●当事者の子どもはいじめの被害を受けることも多いと思います。そんなとき、ご両親や周囲の人たちは「本当のことを話してくれてありがとう」「つらかったね」と優しくいってあげてください。先生や同級生が助けてくれないことより、身近な人々が助けてくれないことのほうがよりつらく感じます。

●親が子どもに不安を見せないようにするのは大変かもしれません。ですが、できればお子さんに不安な態度を見せず、不安をあおらないようにしてほしいです。当事者は親以上に不安なのです。

●誰でもいいので当事者の特技やよいところを見つけてあげてください。当事者のありのままの姿を受け入れてください。自尊心が落ちないと思います。とくに、一番身近な家族が理解してあげてください。

●家では当事者がホッとできる環境を作ってあげてください。そして、当事者が障害を忘れることができるくらいの楽しい思い出を作ってあげてほしいのです。

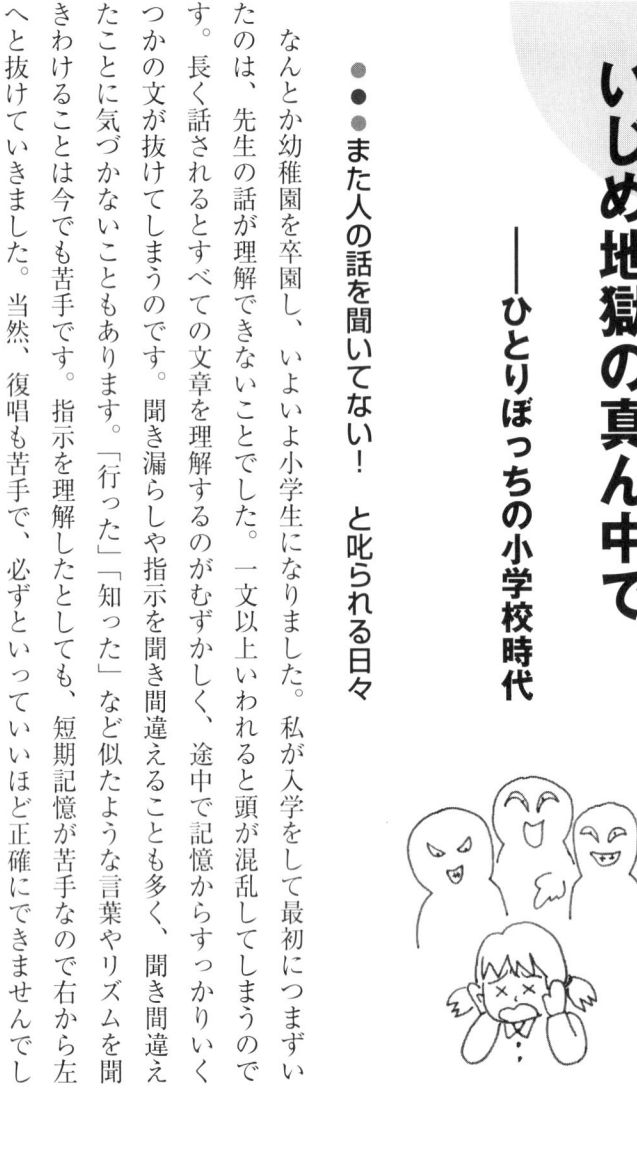

いじめ地獄の真ん中で
――ひとりぼっちの小学校時代

●●●また人の話を聞いてない！　と叱られる日々

なんとか幼稚園を卒園し、いよいよ小学生になりました。私が入学をして最初につまずいたのは、先生の話が理解できないことでした。一文以上いわれると頭が混乱してしまうのです。長く話されるとすべての文章を理解するのがむずかしく、途中で記憶からすっかりいくつかの文が抜けてしまうのです。聞き漏らしや指示を聞き間違えることも多く、聞き間違えたことに気づかないこともあります。「行った」「知った」など似たような言葉やリズムを聞きわけることは今でも苦手です。指示を理解したとしても、短期記憶が苦手なので右から左へと抜けていきました。当然、復唱も苦手で、必ずといっていいほど正確にできませんでした。ほかの生徒たちは理解していたので、先生の話し方に問題があったわけではありません。そんなわけで先生の話がちんぷんかんぷんだった私は、仕方がないのでほかの生徒たちがやっていることをまねして行動していました。でも、まねできないときもありました。そんな私を見て先生は「また、人の話を聞いていない！」と怒りました。「わからないなら質問しなさい」ともいわれました。しかし、そんなことをいわれても、聞き間違えていることさえわからないときがあるので、質問のしようがないのです。悪いことに私自身は一生懸命話を聞いているのですが、ぼんやりとした顔をしていたせいか、「聞いているの？」といわれてしまうことも少なくありませんでした。

話を聞いているのに聞いていないと思われるのはいやな気分になりました。正直にいえば、ぼんやりしていることは確かに多かったと思います。しかし、ぼんやりしていなくても、そう見られてしまいました。一生懸命なにかをしていても「ぼんやりしている」といわれることも多々ありました。

理解できなかったのは、先生の話だけではありません。学校では班を組み、話しあいをすることが多かったのですが、なにかいいたいと思っても、私の場合、話しあいの流れが理解できず、話についてもいけず、なにもいえませんでした。おまけに私は内気だったので、恥ずかしくて大勢の前で質問をすることもできなかったのです。人が少ないところでは質問できましたが、その答えを1回で理解することはほとんどありませんでした。

●●●開いた口に消しゴムをいれられる

ぼんやりとしているといわれるのは、集中できなかったからだと思います。好きなことは誰よりも集中できるのですが、好きでないことにはまったく集中できませんでした。集中力がない原因はほかにもあります。周囲の人たちがなにをしているのか気になって仕方なく、ついキョロキョロしてしまうのです。窓の外、教室の掲示物、注意をそらすものは学校にたくさんありました。

ショックだったのは小学2年生のとき、授業中にぼんやりしていたら、先生が無言で私の口のなかに消しゴムを入れたことです。まさか口のなかに消しゴムを入れるなんて！　全く予想していませんでした！　まわりの生徒たちもその様子を見ていて、驚いて一瞬無言で固まっていました。

小学3年生のときは1年間先生の目につく一番前の席でした。つねに監視をされている感じがあってかえって集中できず、いやな気持ちになりました。

進級しても話がわからないのは相変わらずで、でも話が理解できないでなにもしないでいると、クラスで浮いてしまうので、いろいろと推測しながら行動していました。ところが、その推測がはずれると先生からは、「勝手に判断した」と怒られました。推測があたっていても、動作が遅い私はみんなよりワンテンポずれていました。同級生たちはそんな私を見て馬鹿にして笑いました。恥ずかしくて惨めでした。なにをしてもほかの同級生たちのようにできなくてストレスが溜まるいっぽうでした。「なんで、私だけできないの？　ほかのみんなはできるのに」。その疑問は学年があがるにつれて大きくなっていきました。

算数克服のために逆立ち！

勉強ができないので、毎年授業参観日当日は「母がこなければいいのに」と、憂鬱な気持ちでいました。授業参観で母が恥をかくからです。授業に集中しないでよそ見ばかりして落ち着かない、私だけ問題の答えがわからず手をあげていない、指されても先生の質問に答えられない。そんな姿を見て母は、恥ずかしそうに小さくなっていました。授業参観を終えた夜は、必ず怒られました。毎年、「お母さんに怒られるかもしれない。帰りたくない」と、気が重かったです。

私が一番苦手だったのは算数でした。小学校に入学したばかりのころは1＋1ができなかったのです。また、数字の8を書くことができませんでした。8を書くときはやや細い丸を2つ上下に書いていました。その後も算数は苦手で学年相応の学力がありませんでした。

大人になった今も数字や計算は大の苦手です。たとえば、２００８と聞くと「２０００８」と書いてしまうのです。つまり、数字を聞いて書くことができないのです。また、簡単な暗算もいまだにできません。

小学4年生のとき、逆立ちをすれば算数ができるようになるかもしれないとおかしなことを思いつきました。私が子どものころ「あばれはっちゃく」シリーズという子ども向けの連続ドラマがあったのですが、桜間長太郎という、暴れん坊でケンカっぱやくてドジで憎めない、今でいうＡＤＨＤタイプのような男の子が主人公のドラマでした。

当時、私はこのドラマが好きで毎週のように見ていました。私とは対照的でイキイキとしている長太郎がうらやましかったのを覚えています。周囲でなにかトラブルが起こると長太郎は逆立ちをして考えていました（シリーズによってはあぐらやブリッジもしていました）。するとよいアイディアがひらめいて、トラブルを解決させることができたのです。私もそれをまねて逆立ちをすれば算数ができるようになると思ったのです。今思えば間違った努力の方法でした。バランスを崩し、首から落ちてしばらく、首の調子が悪かったことがありました。せめて、あぐらかブリッジにしておけばよかったのですが……。勉強ができるようになるなら誰でも逆立ちをしているでしょう。このように努力の方法を間違えることが今もたびたびあります。

高学年になっても簡単な計算、暗算ができず、計算するのに時間がかかりました。指を使って、ときには紙に書いて計算をしており、「もう、5年生なのだから頭のなかで計算をしなさい」と親や先生に怒られたこともありました。なので、算数を人前でやるときは隠れて指を使うか、こっそり紙に書いて計算をしました。計算した数字を設問に書き写し、計算した部分は消しゴムで消しました。なので、机は消しゴムのカスだらけでした。

授業中に先生に指されても問題に答えることができませんでした。答えたとしても、とんちんかんな回答をしてしまい、同級生たちに笑われ、馬鹿にされました。恥ずかしかったです。教室から逃げ出したいくらいでした。先生は生徒たちに「やめなさい」といってくれたので助かりましたが、間違えた回答をした人をどうして笑ったり馬鹿にしたりしてはいけないか教えることはありませんでした。

●●●音痴で不器用のビリッケツ

小学1、2年生のときの通知表は1と2しかありませんでした。学年があがるにつれ、社会など暗記するだけでよい科目はなんとか人並みになりました。しかし、手先が不器用だったので図工と家庭科の成績は最悪。手先がうまく動かず、なにかを製作すればもたもたしてしまい、完成するのはクラスでビリでした。不器用は音楽の授業にも影響しました。楽器の演奏ができず、リコーダーを吹けば変な音が出ました。音符が読めず、音痴で、手拍子ができないくらいリズム感覚がなかったので、音楽のテストでクラス全員の前に立ち、歌を歌うと音がはずれ、みんなに笑われました。ミシンを使えば真っ直ぐ縫えず、グニャグニャに曲がり、糸がからまってミシンが何度もとまりました。

いっぽう、国語の成績はまあまあでした。本を読むのが好きなので、漢字の読み書きは得意でしたし、想像力を働かせることや登場人物の心情を読み解くことはできました。

●●●親に殴られながらも、必死でやった宿題

私が悲しかったのは、成績が悪くて親から怒られたことです。算数にかんしては低学年のころ放課後によく居残り勉強をさせられ、家では普通の宿題のほかに居残り勉強で出された宿題をこなさなければなりませんでした。私はひとりで宿題ができず、わからないところだらけで、家では両親や姉に質問してばかり。身内だからか、いくら教わっても理解できないでいると、両親も姉もいらだって怒鳴られました。

「なんでできないの⁉」「何回いえばわかるの？」「なんでこんな答えになるの？」「5年生になってもこんな簡単な問題ができないなんて！」。本当に怖くって、恐怖で宿題ができませんでした。「そんなことわからないし、私が知りたいくらいだよ！」と、心のなかで思い、

憤っていました。固まってなにもしないでいると怒られるので、恐怖と戦いながら宿題をこなしました。しかし、怒鳴られる恐怖に勝てなくて、だんだんなんで怒られているのかわからなくなり、その恐怖と、教わってもできない自分がいやになり泣いていました。しかし泣けばさらに「泣いたって解けないんだから、泣くのをやめなさい」と怒られました。「泣いて問題が解けるなら最初から泣いているよ！　好きで泣いているんじゃないよ‼」と叫びたいくらいでした。

父は口より先に手が出ました。顔を平手打ちされ、頭をげんこつで何回も殴られて、気絶寸前になることもよくありました。殴りながら怒鳴るので頭のなかで殴られた音が響き、なにをいっているのかあまり聞きとれませんでした。宿題をする手をとめると殴られるので必死に鉛筆を持って宿題を解こうとしました。

そんな様子を見ても母と姉は知らんふりをしていました。とめてくれず、むしろ大声を出して泣いている私を「近所迷惑だ、出ていけ」「うるさい」「泣きやみなさい」と責めました。私のなかで問題を解けない悲しみや怒り、父に対する憎しみがわきました。そして、私をかばってくれない母と姉に怒りを感じました。

やがて勉強ができない私は「私は要らない子」「存在してはいけない子」「勉強ができない私は悪い子で、ダメ人間ではないだろうか」と思うようになりました。子どもながら、よい子に生まれなくて家族に申し訳ない気持ちでいっぱいでした。家族は私に年相応のことができることを望んでいただけなのでしょう。私はそれに応えようとしましたが、無理でした。私は勉強以外のことでもよく怒られました。家のお手伝いのこともそうです。とくに買い物がダメで頼まれたものと違うものを買うことはよくありました。聞いてメモをすればいいのですが、メモしようとしたときに忘れてしまうのです。当時はメモしたものを確認するという考えが浮かびませんでした。買い物をしても買ったものを自転車のかごに入れたままにして、買ったものが盗まれたこともありました。当然、親には怒られました。

●●●みじめの連続、体育の授業

私は運動神経も鈍く、体育の授業、運動会は地獄でした。跳び箱はいつまで経っても飛べませんでした。

小学2年生のとき、国語の授業でこんな作文を書いたことがありました。「今日は体育のじゅぎょうでとびばこをやりました。私はとびばこがとべません。小学校2年生にもなってとびばこがとべないなんてはずかしいとおもいました。ガンバレ、と心のなかでいいました」。球技はボールが取れず、ボールを投げたいところに投げられず、必ず変な方向にしか飛びませんでした。

体育の授業でチームに分かれて試合をすると、みんなの足を引っ張ってしまうばかり。ついには、私がいると必ずそのチームは負けてしまうので、仲間はずれにされてしまいました。「入れて」といっても、入れてもらえません。「お前がいると負けるからいやだ」「ほかのグループに行け」と、どこのチームに行っても追い出されてしまいました。私はプライドを捨て「お願いします。入れてください」と、いろんなチームに半泣きしながら頭を下げました。見かねた先生がいっしょになって入れてくれるようお願いし、やっと入れてもらうことができました。ほかの生徒たちは誰も私みたいに頭を下げなくてもチームに入れるのです。私だけ頭を下げないといけないことがみじめでした。

無事にチームに入ることはできたものの、誰も球をパスしてくれません。私にパスすると変な方向に球を投げてしまうので、点を稼ぐことができないからです。そもそも、球技は嫌いで楽しいと思えませんでしたから、体育の授業はいつも休みたいと思っていました。小学4年生のとき、仮病を使って見学をしたことがありましたが、同級生たちに「仮病ではないか？」と薄々気づかれてしまいひやひやしたので、仮病を使ったのはその1回だけでした。

運動会では各学年の出し物で毎年ダンスを披露しました。私は振りつけをなかなか覚えられなくて、次はどこに移動するかわからず、隣の人とぶつかって、迷惑をかけることがよくありました。運動会当日になっても振りつけを覚えていなくて、前にいる人の動きを見てまねていました。

小学6年生のときには、ユニフォームが可愛いという理由で、バトンクラブに入りました。体育の授業は嫌いでしたが、体を動かすのは好きだったのです。しかしここでも、前にいる人の振りつけを見ないとダンスができませんでした。同じクラブの子たちからはいやみをいわれ、泣きながら練習したのを覚えています。先生はバトンの発表会のときは私を一番後ろの列の隅で踊らせました。私と同じ時期に入った子はみんなきちんと振りつけを覚え、足手まといになることなく踊ることができていました。しかし私は覚えることができなかったのです。みじめでした。クラブに入ろうと思ったときには、苦労するかもしれないというところまで頭が回らなかったのです。本当になにをしてもドジでノロマなカメでした。

そんな私が、唯一できた運動は長距離走でした。自慢ではないですが、体力があったため、毎年上位にランクインしていたくらいです。マラソン大会は唯一楽しい学校行事でした。遅くても速くても誰にも迷惑がかからないからです。

●●●どこへ行っても、誰にでもいじめられた

いつからいじめられるようになったかは具体的に覚えていませんが、小学1年生の2学期にはすでにいじめられていた記憶があります。大人しくてオドオドしていて弱虫で無口。グ

ズでノロマで声が小さくてネクラ。勉強も運動もできず、人の話も理解することができない私はいじめのよいターゲットでした。小学校低学年のときはなにかをやってできないと感情が乱れ「できない」と投げ出し、泣いたり、ときには教室から飛び出すこともありました。内気で大人しい反面、怒ると突然乱暴になるので、同級生とのトラブルは絶えませんでした。

怒りにまかせて同級生に手をあげたこともありました。これが周囲の反感を買い、友だちの作り方を知らないのもあって、休み時間はひとりでいることが多くなりました。学校では持ちものを隠され、取りあげられることはしょっちゅうでした。取りあげられて「返して」といっても、「これは私のもの」といい張られ、返してもらえないことがよくありました。

小学2年生のときでした。同じクラスの女の子に意地悪をされ、私の掃除用のエプロンが入った巾着が取りあげられてしまいました。それを取り返そうと女の子ともめていると、私のひじが教室の窓ガラスにぶつかり割れてしまったのです。しかし、先生に窓ガラスが割れた経緯を話しても、私だけ叱られ、意地悪をした女の子は注意されなかったのです。私は「巾着が取りあげられなければ窓ガラスは割れなかったのに」と、女の子と先生に対し、理不尽だという気持ちでいっぱいでした。普段から私は失敗ばかりで、先生から目をつけられていたのもあり、いつも誰よりも強く怒られていました。先生が窓ガラスを割ったことを母に話したので、母にもとても怒られました。新しい窓ガラスが入るまで先生がガムテープで厚紙を貼りつけ、窓をおおっていました。その窓を見るだけでもいやな思いがするので、窓を見ないようにしていたのを覚えています。

いじめは学年を追うごとにひどくなりました。工作を壊される、給食を配ってくれない、男の子に突き飛ばされる、蹴飛ばされて足がアザだらけになる、髪の毛を切られ洗剤をかけられる、無視をされ仲間はずれにされる。「バカ」「グズ」「ノロマ」「ネクラ」「頭がおかしい」「死ね」「学校に来るな」と毎日のように言葉の暴力も受けました。これでもかというくらい人格を否定され、腹立たしさと悲しさでいっぱいでした。

しかしそのときの私は、「バカでグズでノロマでネクラ、頭がおかしいのは事実だから、いじめられても仕方ない。こんな私は学校に来てはいけない、生きていてはいけないんだ」と本気で思っていました。こんな目にあうなら人間をやめたいとまで思っていました。

●●●先生は頼りにならない

席がえは地獄でした。席がえをすれば隣の席の男の子に必ずいやがられました。「お前の顔を見ると気分が悪くなる」「お前の隣はいやだ」「明日から学校に来るな」といわれ、毎回、人生お先真っ暗という気分になりました。席がえのあと、席を離されたことも不愉快でしたが、そんな反面、いやな思いをさせて悪いなと思い、自分から席を離していました。隣の席の男の子と仲よくなって、楽しそうに話している女の子がうらやましいと思いました。当時の私はクラスメイトたちに追いつこうと必死で、自分のことばかり考えていました。人を思いやるゆとりはありませんでした。なので、クラスメイトたちから見れば自分勝手な子に見られていたかもしれません。高学年になってからいじめは少し落ち着いて、失敗をして馬鹿にされ、からかわれ、言葉の暴力を受ける程度になりました。卒業アルバムの個人写真は、自分でも驚くほど暗い顔をしていたので、シールを貼って隠しました。

いじめられていることを先生に話すと、「いじめられるあなたが悪い」「反応するから悪い」と怒られることもありました。「放っておきなさい」「構ってほしいだけなんだよ」と、いわれるときもありました。反応するから相手がいじめてくる、それはわかっています。しかし、そう思って反応をしないでいたら、いじめがエスカレートしたことが実際にあったのです。解決方法はひとつも見つかりませんでした。勇気を出して先生に相談しに行ったのに、絶望的な気分でした。

●●●あだ名は「凶暴きょう子」

ときには先生がいじめっ子と私を呼んで、いじめっ子を謝らせるときもありました。しかし、先生はいじめっ子に「謝りなさい」「いじめてはいけません」というだけなのです。私をいじめる人に劣等生はいませんでした。私をいじめる人たちはみんな運動も勉強もそれなりにでき、クラスメイトからもしたわれる、先生受けがよい人たちでした。だから、先生は強く叱ることがないのです。先生がきちんと叱らないので、いじめっ子はいじめてはいけない理由がわからず心からの反省もないまま謝罪させられます。「ごめんなさい」といってはいましたが、その目から、心からの謝罪をしていないことがわかりました。いじめっ子が謝れば先生の役目は終了です。その後のいじめは先生がいないところで行われ、先生がいる前では私に親切にするというやり方になりました。頭がいいので先生に気づかれないようにする知恵が働くのです。何度先生にいっても同じことの繰り返しなので、いじめが収まることはなく、いじめられ、怒って同級生に物を投げたり叩いたり暴れても効果はありませんでした。私はボキャブラリーが少なかったので、「やめて」以外に反論ができず、怒りや悲しさをどう言葉で表現すればいいかわからなかったのです。もちろん、そういっていじめが収まることもありませんでした。

そのうち、私は嫌われるようになり、「すぐ怒る人」「乱暴な人」という悪いイメージが植えつけられました。「凶暴きょう子」と、いわれたことがあったくらいです。いじめられて泣いても、余計にいじめがひどくなるだけでした。なので、泣かないように我慢していたら、不思議とだんだん私は泣かない子どもになっていきました。強くなったのではありません。

悲しみを心の奥に封印することを覚えたのです。だんだん心がマヒしてきて、最後にはひどいことをされているのかどうか判断できなくなってしまいました。大人になった今も自分の心の痛みがわからなくなるときがあります。

●●●勇気を振りしぼって親に相談。でも逆に責められる

今思い返してみて、一番ひどかったなと思うのは、小学3年生のときに受けたいじめです。同じクラスの女の子に目をつけられ、彼女からお金をゆすられたのです。いやだと断ると「お母さんの財布から盗め」といわれ、怖くて渋々母の財布から100円盗んで渡しました。その子から、学校が終わったらいっしょに遊ぼうと毎日のように誘われたのですが、遊ぶためではなく、いじめるためだったのです。公園に行くと、すべり台から突き落とされ、砂をたくさんかけられて砂まみれにされました。口のなかに砂が入ってしまい、飲み込んでしまったのを覚えています。しかし母の目には、毎日放課後に遊んで帰ってきているように見えたようで、友だちができたと喜んでいました。

私は悲しくて惨めで、しかし誰にも相談する勇気がありませんでした。両親に事実を知られると、私が怒られるからです。心配させたくないという気持ちはまったくありませんでした。いじめられることは恥ずかしいこと、いじめられる人のほうが悪いと両親から教えられ

てきたのでいいたくなかったのです。

しかし、毎日続くいじめに耐えられず、ついに両親に相談することにしました。すると「いじめられるお前が悪い」「やられたならやり返して来い！　それまで帰ってくるな！」と夜に家を追い出されそうになりました。それだけでなく「勉強や運動ができないお前が悪い」「弱虫だからいじめられるんだ」「オドオドしているからいけない」「ノロいからいけない」と激しく責められたのです。しかしすべて事実でしたから、反論できませんでした。身近な人ですら助けてくれず、人格を否定するような言葉をぶつけられ、私の心はズタズタになりました。両親にいえば助けてくれるかと思っていた、最後の希望も打ち砕かれました。私は泣きました。

子どものころは両親のいうことがすべて正しいと思っていたので、「勉強も運動のできない、グズでノロマな子どもなのだ」と、疑いませんでした。子どもの力ではどうにもなりません し、親にはかないません。このとき以来、これから先、精神的に困ったことがあっても両親には相談しないと決めました。それは大人になった今でもです。

●●●追いつめられて自分を傷つけることばかり考えていた

このような激しいいじめのせいで、私は毎朝学校に向かいながら「今日はなにをされるんだろう?」とおびえていました。いやがる私を母が無理やり幼稚園に連れていったことがあったので、小学校も無理やり連れていかれるかもしれないと思い、登校拒否をしたい気持ちをおさえて、無理して通っていました。

小学3年生のとき、ヤケドをすれば病院に行かなくてはならないので、学校を休めるかもしれない、と思いました。私はヤカンに水を入れて沸騰させ、手にかけようとしました。学校に行かなくて済むのならやけどの跡が一生残ってもいい、という覚悟でした。でも、沸騰したお湯はとても熱そうで、かけることができませんでした。お湯を流しに捨てながら「お湯をかける勇気もないんだ」と悲しくなりました。

その次に、団地の階段の一番高いところから飛びおりて骨折をしようと思いました。しかし、怖くて飛びおりることができませんでした。なにもできない自分が情けなくなりました。学校に行かずに済む手段が奪われたようで、追いつめられたような気がしたのです。

なぜ、転校を考えず、自分の体を痛めつけてまで学校を休もうと思ったのか。父の仕事は転勤がなく、引っ越しする予定も、マイホームを購入する予定もなかったからです。だから、自殺をするか、どんなにつらくても学校に通うしかない。でも、自殺は苦しい、痛い、怖い。ですので私は、遅刻も早退も仮病も使わず、無理をして毎日学校に通いました。本当はどちらも選びたくなかったのです。「強くなりたい」「いじめる人たちをやっつけたい」と、何度も思いました。武道を習えば強くなれるかもしれないので、習いたいと思ったときがありました。でも、お稽古が怖そうなので挑戦する勇気がありませんでした。私に武道は無理だと思いこんでしまったのです。強くなるためになにかしたいけれどなにもできませんでした。そんな自分がいやでした。

私は疑問に思います。人を傷つけるような人ばかりがいる学校へ、精神的に病みながらも通い続けることが本当にいいことなのでしょうか？　毎日人をいじめながら学校へ通う子どもが、いじめられ、不登校になってしまった子どもよりえらいのでしょうか？　私はそうは思えません。自殺を考え、自分の体を痛めつけてでも休もうとしていたのは心の危険信号だったのでは？　と思います。

●●●通知表にも悪評ばかり

小学校時代の通知表を見ると、成績面では「いやいや学習をすることがあり算数が心配です。復習をしてください」「繰り返す計算はともかく、文章題がなかなか解けないようです」「簡単な時刻、時間の求め方の理解が不十分です」「九九ができません」「算数の理解力に心配があります。かけ算、九九がやや不正確なことがわり算などに影響しています」など算数のできについてとくに心配されていたようです。

私からのお願い2

♣初等教育に携わるみなさんへ

- もし、担任している子どもが発達障害かもしれないと思い、それを両親に告げようと考えたのなら、慎重に言葉を選んで話してほしいです。
- 発達障害のある子どもは聞いて理解をするのが苦手なので、学習支援員のような人がそばにいて、子どもが話を理解できるよう、特性にあわせた指示をしてくれるような配慮がほしいです。
- 授業中に先生の問いに間違えて答えたり、答えられなかったりしても笑ったりバカにしたりしてはいけない理由をきちんと生徒たちに伝えてほしいです。また、先生は「なぜ、人をいじめてはいけないのか」きちんと生徒たちに教えてほしいです。
- いじめられている子どもも、ほかの生徒と対等に扱い、いじめから逃れることができるよう、保健室登校や不登校をする自由を与えてあげてください。これはご両親にも呼びかけたいことです。
- 学校内にひとりになれるスペースを設け、休み時間にいじめられている子どもが避難できるようにしてもらいたいと思います。
- 放課後に発達障害のある子どもが集まることができる場所があるだけでも楽しめると思います。
- 友だちがいない人や少ない人に「友だちを作りなさい」といわないであげてください。作りたくても作れないのです。作り方がわからないという子どもには作り方を教える、友だちを紹介する、遊びの輪に入れるなどの手助けがあれば、と思います。
- 発達障害の特性上、なかには人といるとストレスが溜まる人、ひとりでいるのが好きな人もいます。友だちを作らないでひとりでいるのを許してほしいです。ひとりでいるのは悪いことではないのですから。
- 最近のいじめは私の学生時代とは違い、凶悪化していると感じています。学校内でいじめが解決しない場合は、学校以外の機関や専門家などと協力して解決できるようなシステムを整えてほしいと思います。

性格面では「のんびりしすぎていて困る」「できないことはすぐに投げ出す」「忘れものが多い」「興味のあることにはとても積極的。好きなことは集中するが苦手なことはやらない。わからないと適当なことを書く」「授業中にぼんやりしていることが多い」「友だちに積極的に声をかけられるようにしましょう」「グループ学習のとき、友だちのなかに溶け込むことができない」「早口なのでゆっくりしゃべりましょう」などと書かれていました。また、私は俗にいう「天然ボケ」で、質問に対して的はずれなことをいってしまうときがあるので、自分のことを空気が読めない人間だと思っていたのですが、通知表を見ると、相手の気持ちや立場を考えることができている、場にあった話し方ができているというコメントがありました。

授業中にかんすることでは、「体育の授業などのレクリエーションで、ゲームのルールが理解できない」「忘れものをなくす努力をしてください」「人の話を聞かない、ぼんやりしている」「質問の意味を理解しておらず、質問と答えがずれている」「聞いて理解する点についてはもう少し努力が必要です」などと書かれており、どの学年の先生からも評価は低く、いかに自分がダメな人間なのかということを思い知らされました。「誰か、私のいいところを教えて」と聞きたくなるくらい、悪いところしか書かれていませんでした。

しかし、小学校時代の通知表を見ると学年を追うにつれて授業に集中できるようになったこと、できないからと投げ出さないようになったこと、友だちに声がかけられるようになったことがわかりました。わずかながら成長をしていたようです。

学校行事なんて大嫌い

勉強や運動より苦痛なのが学校行事でした。もっともつらかったのがフォークダンス。男の子は私と踊るのがいやで手すら触れてくれませんし、ひどい場合には面と向かって「こんな奴とやりたくない」といわれるのです。誰もが私と踊るのをいやがるので、早くフォークダンスが終わってほしいと願うばかりでした。

自然教室も修学旅行もつらかった思い出のひとつです。私をいじめる同級生たちと同じ部屋に泊まり、四六時中いっしょにいないといけないのかと思うと、苦痛のあまり食欲がなくなってしまいました。バスで隣の席になった子には必ず、「あんたの隣の席だと酔いそうだ」と、いやがられました。腹立たしくもありましたが、むしろ申し訳ない気分でした。そんないやなことばかりで、ストレスで夜は眠れませんでした。

テレビと絵が生きる糧

学校でも怒られ、家でも怒られ、私の居場所はどこにもありませんでした。学校でのストレスで家族にあたり散らし、怒られて腹が立てば暴れるか、「フン」とそっぽを向いていました。そんなことをしてはいけないとはわかっていましたが、そうせずにはいられませんでした。理由も聞かず私が悪いと決めつけられ、上から叩きつけるようないい方をされていたので、余計に腹が立ちました。小学生のころから反抗期だったのです。

姉妹仲は悪く、両親の仲もよいとはいえず、父は母を家政婦扱いしている。温かい家庭とは無縁でした。将来結婚をしたら、母のように夫から家政婦のように扱われるのだろうと思っていたので、結婚をしたいと考えたことはありませんでした。姉は頭がよく、器用で、サバサバしていて社交的。私とは正反対の性格なのであいませんでした。

しかし、そんな家のなかにも、テレビというささやかな楽しみがありました。当時、宇宙刑事シリーズという特撮テレビドラマがありました。私はそのなかでもとくに、「宇宙刑事ギャバン」が格好よくて好きで、夢中になって観ていました。ギャバンは人間の姿をした宇宙人なのです。子どもながら人との違いに悩んでいた私は「地球人となんとなく行動が違うギャバンのように、私は人間の格好をした宇宙人なのかな?」と思ったことがありました。

お笑い番組も大好きで、当時人気のあった欽ちゃんこと、萩本欽一さんのコント番組も毎回観ていました。心から笑えるのはお笑い番組を観ているときだけでした。また、私は歌が大好きなので歌番組も楽しみにしていました。私が子どものころは歌番組全盛期だったのです。アイドルや歌手がいやなことを吹き飛ばしてくれました。アニメやドラマを観るときは、登場人物になりきった気分で楽しみました。テレビを観ているときはグズでノロマで勉強や運動ができない私であるのを忘れることができたのです。絵を描くのも好きで、ヘタの横好きではありましたが、漫画雑誌を模写して楽しんでいました。

発達障害がある人は、学校や職場でのいやなことを忘れられ、ストレスの発散になるので、趣味や夢中になれるもののような楽しみを見つけることが大事だと思います。好きなことをしているときだけ自分のことが好きになれたからです。どんな小さなことでもかまいません。私は過去に「なにをやってもダメな人間が楽しむのは罪」と思いこんで、楽しむことに罪悪感がありました。しかし、そんなことを思う必要はまったくないのです。

発達障害の人は生きにくさを感じており、無意識に周囲にあわせようとするので、ストレスが溜まりやすいのだと思います。そんなときに、好きなことをして心に栄養と休養を与えるのはとても大事なことです。たとえ、その趣味が下手でも向いていなくても、人に迷惑をかけずに自分が楽しむことができればそれでいいのです。

●●●習いごとでも怒られる

私は小学1年生のとき、夏休み限定のスイミングスクールに通っていました。しかし、先生がとても厳しく、水が怖いとおびえる私に向かって「プールに放り込むぞ」と叱りました。このことがトラウマとなり、習いごと恐怖症になってしまったようです。厳しい練習のある習いごとは、私にはあわなかったのです。それに、学校や家で怒られて、さらにまた習いごとで怒られるのはまっぴらでした。唯一続けた習いごとは学習塾でした。しかし、集団行動が苦手な私には苦痛でした。貧乏なので家庭教師に来てもらうお金はなかったのです。学校でも授業でつまずくのに、塾でも問題が解けなくてみんなの前で恥をかきました。辞めたいといっても辞めさせてくれず、仕方なく小学校卒業まで通い続けました。

●●●忘れものの女王

私は忘れものをよくしました。家庭訪問のときには毎年先生に「忘れものが多い」といわれ母を困らせました。前日にランドセルのなかに教科書や授業で使う持ちものを入れ、チェックをしていましたが、毎日のように忘れものをしていました。違う曜日の時間割のノートや教科書を入れてしまったり、チェック漏れをしてしまったりするのです。先生にいわれてリストを作りましたが、それでもダメでした。先生のアドバイスは発達障害がない人向けのアドバイスなので当事者の私には通用しなかったのです。25年以上も前に、発達障害という言葉を知る人はひとりもいませんでした。

また、連絡帳に明日の持ちものを書くときも、書き間違い、書き漏らしが必ずありました。学校で忘れ物が発覚したときは「しまった！」と青ざめました。教科書は隣の席の子に見せてもらってばかりなので、いやがられました。当然だと思います。いつも隣の席の子に「申し訳ない」と思うのですが、それでも忘れものは減りませんでした。高学年のとき、教科書とノートの背表紙にシールを貼り、大きい字で科目を記入しました。これで忘れものを減らすことができました。

しかし、なぜか宿題だけは小学校を卒業するまで忘れてばかりでした。プリントを忘れて先生にもらいに行ったり、みんなが宿題の答えあわせをしているなか、ひとりで問題を解くなんていうこともよくありました。

●●●無理やり作った友だちはろくでもない奴ばかりだった

もともと内気な性格であり、いじめられると怒ってしまうので、友だちはできませんでした。衝動性が強く、いってはいけないとわかっていることもうっかり発言してしまい、相手を傷つけ、後で「なんであんなことをいってしまったのだろう。申し訳ないことをしたなぁ」と後悔することがたくさんありました。しかし、学年があがるにつれ、人づきあいを覚え、年相応とはとてもいえませんが、忘れものも減り、できることも増え、人前で怒ることや暴れることが減ってきたのでトラブルも減っていきました。

高学年になると友だちができました。友だちができないころは家族や先生から「友だちを作りなさい」「もっとクラスのなかに入っていきましょう」といわれ、やりきれない思いになっていました。友だちはほしかったものの、低学年、中学年のころはどうやって人のなかに入ればいいかわからなかったのです。また、いじめたり馬鹿にするような人たちと友だちになりたくないという気持ちもありました。

友だちを作りなさいといわれるあまり、自分にあわない人と仲よくしたこともあります。無理やり作った友だちだったので、そのときの友だちの多くは私にとっていい友だちではありませんでした。なにごとも人より劣るので、パシリ扱いをされ、見下されて「仲よくしてやっているんだから」といわれたのです。そんなこともありましたが、小学生のころは、形だけのつきあいでもいいやと割り切っていたので、つらくはありませんでした。しかし、それは年を重ねるに連れて、「私は勉強も運動もできないから見下されているんだ。誰も私と本当の友だちになってくれない、私なんかいなくてもいいんだ」という思いに変わり、自尊心が落ちていきました。

今思うのは、学校で友だちがいないのであれば、学校以外で作っていいのではないかということです。必ずしも、いっしょに遊びに行く人や、学校で休み時間や放課後にいっしょに遊ぶ人が友だちとはいい切れないですし、連絡をひんぱんに取りあうのが友だちともいい切れません。お互いがお互いのことを「友だち」だと思っていて、対等な関係であり、困ったときに助けてくれる人こそが本当の友だちだと思います。友だちが少ないのであれば、今いる友だちを大事にすればいいのです。友だちの数で人の価値や人間性は決まらないと思います。

●●●弱いからいじめられるのではなく、弱いから人をいじめる

「いじめられたら先生などまわりの大人に相談しましょう」といわれていますが、私のように身近な大人から守られていない子どもはどうすればいいのでしょうか?

私は子どもができたら、子どもをいじめられないような子に育てるのではなく、人をいじめない思いやりのある子に育てたいと考えています。どんな人であれ、いじめられる可能性はあるからです。私の子どもがいじめられたら守ってあげたいです。ですが、いじめられている子を守るだけでなく、いじめている子も守ったほうがよいと思います。いじめる子を厳しく叱るのは大事なことです。しかし、もしかしたら、いじめる子は心に不安や不満があるか満たされていないものがあるのかもしれません。自分で感情の処理ができる子や満たされている子、思いやりのある子は人を攻撃しないのではないでしょうか。いじめる子を批判す

るだけではいじめは解決しないと思います。ですので、いじめる子の悩みを聞くなどの心のケアも必要だと思います。いじめていた過去があり、反省をしたのならば、いじめている人は勇気を出して謝ってみてください。心から反省して謝罪をしているのであれば許してくれるかもしれません。心からの反省と謝罪はいじめられた人の心の傷を癒すと思います。そして、誰にでもいいので、心のなかにある不安や不満を吐き出してみてください。心がすっきりするかもしれませんよ。

また、いじめられている人はいじめから逃げていいと思います。逃げるのも勇気のひとつです。恥ずかしいことでも、弱いことでも、後ろ指をさされることでもありません。世の中には我慢しないといけないことがたくさんありますが、いじめと暴力は我慢しなくていいのです。人には体の特徴や家庭環境など本人の努力では直せないものもあります。そういう理由でいじめられることは許されないことなのです。いじめられたからといって、いじめ返すのも解決にはなりません。

●●●いじめの傷は一生残る

私が社会人1年目のときに専門学校時代の友人と、その彼氏の竹下さんといっしょに食事に行ったことがありました。竹下さんとお話しして驚いたことがありました。なんと、竹下さんの職場の後輩が私の通っていた小中学校の同級生の小森さんだったのです。小森さんは小学生のとき同じクラスで私のことをいじめていました。こんな偶然ってあるんだ、と思っている私に竹下さんはこういいました。

竹下さん「今度、小森さんも誘って4人で飲みに行こうよ」

それを聞いた友人はのり気でした。

私「折角ですが、私、お酒が飲めなくて……」

竹下さん「お酒が飲めなくても大丈夫だよ。みんなでわいわい楽しもうよ！」

竹下さんは強引に誘ってきましたが、それでも小森さんに会う気はありませんでした。当時はいじめられた人には絶対に会いたくなかったのです。何度かやんわり断ったのですが竹下さんは構わず誘ってきました。これは竹下さんにハッキリと断らないと伝わらない、と思ったので飲みに行きたくない本当の理由を話すことにしました。

私「私、小学生のとき、小森さんにいじめられていたんです。学校に来るな、とか、気持ち悪い、といわれたり、仲間はずれにされたこともあったんです。だから会いたくないんです。小森さんに明日職場で会ったら、今日子が今度どこかで会ったら覚えていろといっていた、と伝えておいてもらえますか？」

当時いじめられたうらみが再燃してしまい、具体的に話してしまいました。すると、ショックだったのか竹下さんの声のトーンが落ち

竹下さん「小森さん、そんなことしていたんだ……」

と、ボソッといいました。

余計なことをいいすぎたとあのときは反省しました。当時はいじめっ子だった小森さんも今は改心していじめをするような人ではなくなっているかもしれません。小森さんも昔の悪事を職場の人に暴露されていい気持ちはしないでしょう。もしかしたら、竹下さんは私の発言のせいで小森さんを見る目が変わってしまったかもしれません。あれから小森さんと竹下さんはどうなったのかは、わかりません。

その10年後にその友人と「こんなことがあったね」というような会話をしました。

私「あのときはいじめの内容をくわしく話さなきゃよかったな。小森さん、次の日職場できっときまずい思いをしたよね」

友人「いいんじゃない？　悪いことをすれば自分に返ってくるんだから。今日子は悪くないよ」

またあるとき、ほかの人にもこのできごとを話したことがありました。その人は「いじめはどんなことがあっても正当化されるものではない。そんなにつらい思いをしたのなら、時間が経っても気楽に会えるものではないと思う。竹下さんに、過去のいじめについて話したのは間違いじゃない」と、いっていました。

人はどこでつながるかわかりません。いつどこで自分の過去の悪事が広まるかわからないのです。悪いことをすれば本当に自分に返ってくることを学習しました。私ならいじめられたことよりいじめたことのほうが恥ずかしいだろうと思います。

長年のいじめで私の傷は治っていません。自分の血が流れるところを見ない限り、自分の心の痛みがわからなくなってしまったのです。また、過去にいじめを受けた屈辱が原因で少し対人恐怖があり、人に心を開くまで時間がかかってしまいます。最近、知りあいに「今日子さんは人を敵だと思っていない？」といわれ、ドキッとしてしまいました。敵と思っている自覚はないのですが、他人からはそう見えてしまうようです。

私からのお願い3

♣発達障害者と暮らすすべてのみなさんへ

●当事者がつまずいたら立ちあがれるような支援や手助け、失敗しても許してくれる環境がほしいです。つまずいてなにもかもしてくれるのは本人のためにはならないからです。

●発達障害は悪いところが目につきますが、悪いところばかりではないと思います。発達障害という「障害」がついていますが「出来不出来が人より激しい人」「適切な指導次第で伸びる可能性がある人」「悪いところを受け入れて、ほめてよいところを伸ばせばできることが増える人」「周囲の理解と本人にあった支援を受ければ学校や社会で活躍できる人」と思ってください。なかには「この人のほめるところが見つからない」という人がいるかもしれません。そんな場合、当事者が存在していい、生きていていいということをアピールしてもらえれば、それだけでかまいません。なぜなら、さまざまな場所で、何度も、自分の存在、生存する意味、必要性を否定されたことがあるからです。これらを否定されると生きる気力、頑張る気力、自尊心が落ちてしまいます。「発達障害はなまけ者のいいわけ」など間違えた理解をしないようにしてください。

●当事者は動作が緩慢な人もいると思います。そのようなとき、どうすれば早くできるかわからないので、どのようにすれば早く動けるのか具体的に指示をしてください。

●発達障害者（児）のことを「病気の人」「考えが偏っている人」「頭がおかしい人」という人がいますが、私はその呼ばれ方が嫌いです。実際はそのような特性のある障害ではありません。「発達障害＝個性」と、とらえてくだされば嬉しいです。「ADHD だからできない」など診断名だけでどんな人か判断されるのも好きではありません。発達障害の当事者の方たちが障害を持っている部分というのは、その人のほんの一部分です。障害の面だけを見ないで、ひとりの人間として対等に扱ってほしい、と思います。

「天然」、それとも「ヘンな子」？

――「普通」になれない中学生時代

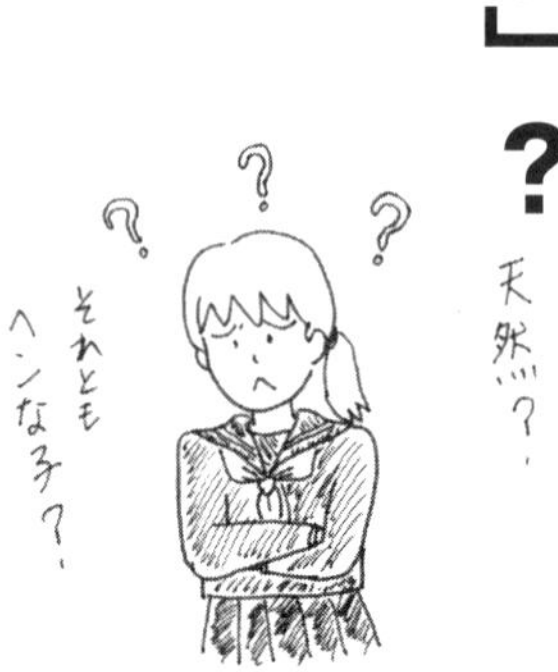

●●●友だちができない「天然」

中学校の入学式の日は、私が住む地域では珍しく寒い日でした。桜が咲くなか、雪が降っていたのが美しく、印象的でした。中学生になったら友だちができればいいな、という希望を持って入学式に行ったことを思いだします。

しかし、その期待はすぐに裏切られました。同じ小学校だった人たちが「高橋は変だから話さないほうがいいよ」「アイツと話すと嫌われる」といいまわるので友だちができなかったのです。友だち作りを邪魔する人たちに対し「私の学校生活を奪わないで」と、激しい怒りを感じました。それでも仲よくしてくれる人はいましたが、「高橋と話したら無視する」

という人がいたので、しだいにみんな離れていきました。

いじめっ子は小学校のときの私のミスをばらし、同級生たちは私のことを笑って楽しんでいました。ふだんから人前でミスをすることが多いので、せめて過去のミスだけは隠しておきたかった。ばらされるのはいやでした。悪意があってもなくても、過去のミスを笑われるのは思春期の私にとって、屈辱でした。みんなが私のミスを忘れてくれればいいのにと思いました。私は日に日にクラスで浮いていき、友だちがさらにできにくくなっていきました。

中学に入っても私の特性は変わりませんでした。人の話を聞けない、理解できないのは相変わらずで、的はずれなことをいうので「ボケている」と周囲からはいわれました。当時は「天然」という言葉がなかったのです。授業中は「天然」なことをよくしていました。教科書を読んでください、と指され、全然違うページを読んでしまったこともありました。「またあの子、人の話を聞いていないよ」とまわりはあきれていました。

中学になると、思春期だからなのか、何かに一生懸命に取り組むことはダサいという空気がただよっていました。そんな気分がわからないわけでもなかったのですが、頑張ることを恥ずかしいと思わないようにしよう、という気持ちがありました。そんな私の態度は、周囲からは「真面目ぶっている」といわれ顰蹙《ひんしゅく》を買いました。また、みんなは人気がある歌手の音楽を聴く、同じようなものを持つなど、人と同じことをして、仲間はずれにならないようにしようと必死になっていました。だれもそんなことは口にだしていったわけではないですが、雰囲気でわかりました。今と違い、私が中学生のときは個性を出すより、人と同じことをするのが美徳とされていたのです。私は自分を殺して人にあわせるのがめんどうだったので我が道を進みました。当時、中学生の間では光GENJI、男闘呼組《おとこぐみ》、米米CLUB、TM NETWORKなどが人気でしたが、私は今ほどメジャーではなかったB'zや、高野寛といった、中学生にしては渋い音楽を聴いていたので、興味の対象がずれ、話があいませんでした。無理にあわせようとすると疲れるのでストレスになりました。

●●●どうやったら「ヘンな子」じゃなくなるの？

周囲から「変わっている」といわれていた私は、思春期になると「変わっている」といわれるのが無性にいやになり、普通になりたいと思うようになりました。しかし、無理して自分を殺してまで人にあわせるのはいやでした。変わっているのは興味がズレているだけではないだろう、と思い、あるとき私のどこがどのように変わっているのか同級生たちに聞いてみました。

私「私のどこがどのように変なの？」

同級生「なんていったらいいかわからないけれど、なんとなく」

これでは普通になるにはどうしたらいいかわかりません。「こうすれば普通だよ」「こういうことをしたら変に見られるよ」と、教えてほしいのに……。私は解決策を見つけることができず、おちこんでしまいました。男の子であれば「変わっている」は個性になるけれど、女の子が変わっているといわれるのは「女じゃない」といわれるようなものだ、と思っていた思春期の私は深く傷つきました。学年中に私が変であることが広まってしまい、ほかのクラスの知らない人から「高橋さんって変なの？」と話しかけられて、恥ずかしい思いをしました。あるときは、ほかのクラスの人たちが私を指さして「あの子変なんだってね」といいながら笑っていたこともありました。「やめて、私は動物園のパンダじゃない！」と思いましたが、心のなかで叫ぶことしかできませんでした。それでもなかには、いい評価をしてくれている人たちもいました。

最近、インターネットの交流サイトで再会した中学時代の同級生の女性からメッセージをもらいました。そこにはこう書いてありました。

「今日子ちゃんのプロフィールを見て驚くことばかりでした。私にとって今日子ちゃんはマイペースでおもしろくてまわりに流されない人だった記憶があります。そういう芯の強さが、当事者活動につながっているのかな？　と、なんだか胸があつくなりました」

私は嬉しく、またとても感動しました。ちゃんと私のことを見て、理解してくれている人はいたのです。当時の私が知ったらきっと喜ぶことでしょう。同級生からのメッセージを励みにどんなことでも乗り越えられたかもしれません。また、中学時代の同級生の男性が「おとなしくて控えめ」と評価していたこともありました。みんなが私のことを悪く思っていたのではなかったのです。

●●●海をただようクラゲのようにグループを渡り歩く日々

小学校のときと同じ理由で再び私はいじめにあいました。いじめの内容は小学校のときと同じでした。つばを吐きかけられたり、休み時間の遊びでのけものにされるなどの、新しいいじめも加わりました。家が貧乏で新しい制服を買ってもらえずお古の制服や体育着を着ていて、それをからかわれたこともありました。人並みになろうとするのが精一杯だったので、身なりを整えたり、おしゃれをしたり、女の子らしくする余裕がなかったのです。髪型は野暮ったく、制服にはフケがついており、見た目を気にしないあまり周囲から敬遠をされました。

いじめるのは男の子が大半でした。中学になると男の子は体が大きくなり、それにともない力が出てくるので逆らえませんでした。怖さのあまり、話すことはほとんどできませんでした。男子と普通に会話ができる女子がうらやましかったです。中学1年生のとき、男の子にいじめられたことを先生に話すと、次の日に同じクラスの男の子たちに囲まれて「チクった」と責められ、恐ろしい思いをしました。さすがに小学校のときのように暴れることはできませんでした。

女の子たちは無視をするか、なにもしていないのに私を遠くから見てクスクス笑い、仲間はずれにするという精神的ないじめをしてきました。ときには私が声をかけるとあからさまに逃げられたり、撒《ま》かれたりしたこともありました。友だちがおらず、クラスで浮いていたので、先生に「友だちを作りなさい」といわれると困ってしまいました。女の子たちからいやがられているのはわかるのですが、ひとりはさみしく、またまわりから「あの人、またひとりでいるよ」という目で見られるのがいやなので無理やり女の子のグループに入ろうとしていました。いやがる相手のことは考えないようにしていました。友だちがほしい、まわりのみんなのように友だちと楽しく過ごしたい、人並みの学校生活が送りたいと強く思っていました。私はどこのグループにも属することができず、海をただようクラゲのように、いくつかある女の子のグループをフラフラと渡り歩いていました。

親に友だちがいないこと、いじめられていることを気づかれないようにしました。親に話しても味方になってくれるどころか、かえって責められるからです。それは小学校のときに学びました。

学校でのストレスで私の髪は白髪だらけでした。髪の毛をむしって薄毛になったこともありました。気をまぎらわせるため、髪につい触ってしまうのです。タイムマシーンに乗って中学生のときの私に会うことができるなら、「あなたは悪くないよ」「いじめている人間は人として負けなんだよ」「人に迷惑をかけていないから変わっていてもいいじゃない。今のままでいいんだよ」「あなたは人に流されない強さを持っている人なんだよ」といってあげたいです。そういう言葉をかけてくれる、理解してくれる人がまわりにひとりでもいたら私はいじめられても耐えられたと思うのです。当時の私には理解者を探すことができませんでしたし、探す方法もわかりませんでした。

●●●テニス魂に火がついた！

私が通う中学は部活動が強制でした。そこで私は、若いうちに運動をしないと大人になってから後悔するかもしれないと思い、迷わず運動部を選ぶことにしました。集団競技は苦手なので2人でできるテニス部を選びました。テニスは私にあっていました。2人でやる競技だと相手の足を引っ張らないのです。もともと持久力があったのもさいわいしたと思います。私は試合に出て成績を残していたので、部活では友だちがいました。変わり者あつかいはされましたが、それでいじめられることはありませんでした。テニスが好きだったので、クラスでいじめられていてもなんとか耐えられ、不登校をおこさずにすみました。学校では部活が唯一の楽しみでした。

また、部活で先輩と接する礼儀を学ぶことができたので、よい勉強になりました。女子テニス部は学校内でも1、2を争うくらいきびしい部活だったので体力と根性がつき、運動する楽しさを知ることができました。そして、今も楽しんで運動をしています。「発達障害のある人に向いている部活は？」と、聞かれたことが過去にあります。発達障害がある人に集団競技はさせないほうがいいといわれていますが、本人が入りたい部活に入るのが一番いいのではないでしょうか。向いていなければほかの部活に変えればいいのです。

●●●地面の奥深くにある石になりたかった

家では小学生のときよりも荒れていました。私が変なのも、なにごとも人並みにできないのも、全部親の育てかたが悪いからだと思い、ケンカが絶えませんでした。

私「なんで私を普通に生まなかったんだ。普通の子どもに生めないなら堕ろせばよかったのに。なんで普通に育てないんだよ！」

母「子どもが選べるならアンタを選ばなかった」

このようなケンカをよくしていました。しかし、私がこうなったのは誰のせいでもないのです。母の子育てのなかに間違いがなかったとは思いませんが、ここまできちんと育ててくれたのです。大人になり、母の立場が理解できるようになった今では反省しています。ですが、発達障害であるとわかっていたらけっして母を責めることはなかったと思います。

父からの暴力は続いていました。姉とも不仲のままでした。悩みごとの相談をしたことも、いっしょに遊びにいったこともありません。私なんて生まれてこなければよかった。なんで私は普通じゃないのだろう。やっぱり私は普通じゃない、性格の範疇《はんちゅう》ではないと確信しました。「知的障害ではないだろうか？」と思ったこともありました。しかし、病院に行きたくても親は行かせてくれないのがわかっているのでお願いできませんでした。体は大人へと近づいてきているのですが、心や動きがついていかない。体と中身の差が増してきて、自分がまるで人間の皮をかぶった別の生き物のように思えました。年下の人よりものごとができなくて恥をかくかもしれない、と思うと年を取るのが怖く感じました。なにをしてもうまくできず馬鹿にされ、変人扱いをされて、息をしているだけでも変に見られていないだろうかと心配でした。いっそのこと笑われることも馬鹿にされることもない地面の奥深くにある石になりたかったです。私は現状を変える方法がわからず、ただつらい毎日を繰り返すほかありませんでした。

先生からのひどい言葉

中学2年生のときでした。二者面談があり、そのとき母が担任の先生から「教師を続けて十数年、今までこんなにだらしない生徒には会ったことがない。これじゃあ進学も就職も結婚もできないでしょうね」といわれたことがありました。ショックを受けた母は、不安で夜も眠れなかったといっていました。私も先生がそんなことをいっていたと知り、絶望的な気分になりました。母と同じく私も眠れませんでした。進学も就職も生きていくのには必要です。両方ともできないと担任の先生にいわれたことで、生きる望みを奪われたように思えました。しかし現在では、こんな私でも高校を出て専門学校に行き、就職をして結婚をしています。軽々しく生徒の希望や、将来の可能性を奪う発言をしてはいけないと思います。

●●●はじめての受験

中学に入ってからは、塾のかわりに通信教育で勉強をしていました。自分のペースで勉強ができ、テキストは絵が多く、文章が少ないので私には向いていました。相変わらず数学は苦手でしたが、英語、国語、社会は得意で、誰から見ても文系寄りの人間でした。英語が好きでラジオの英会話講座を聴いて勉強し、音楽を聴いてわからない英単語があればみずから調べていました。相変わらず興味のあることに対しては熱心だったのです。

成績は中学では中の下と、けしてできるほうではありませんでしたが、小学校のときほど勉強で苦しむことはなくなりました。学校の勉強がむずかしくなり、親も理解できない内容だったので、宿題をのぞき込んで「ここが違う」と指摘されず、怒鳴られ殴られることがなくなったからです。わからないところは先生に質問をするようにしていました。

当時の私は、中学を出たら就職をしたいと考えていました。なぜなら、会社でならいじめはないと思っていたからです。その理由だけで就職を希望していました。しかし、私が中学生のときにはすでに今と同じように、最低限高校に行かないと仕事に就けませんでした。仕方なく高校進学を決めた私を、母は無理やり学習塾に行かせました。行きたくないと散々いったのですが効果はありませんでした。先生の質問に答えられず、生徒たちに笑われて、ただ恥をかきに行くようなものでした。

中学3年生の、1学期の通知表には「人に流されず、自分の意見を持っている」と書いてありました。小学校のころから「だらしがない」「忘れ物が多い」「のんびりしすぎ」と悪いことばかり書かれていたので、とても嬉しかったです。中学3年生のときの担任の先生は短所をほとんどあげませんでした。唯一あげた短所は「今度は人への働きかけができるようになるといいですね」でした。しかし、よいところをあげてから短所をあげていたのでいやな気持ちにはならず、むしろ、悪いところを直そうという前向きな気持ちになりました。

高校を選ぶときは同級生がいない高校、そして親に負担をかけない、ということを基準にして、学費が安い県立高校を選びました。家族にはいじめっ子と同じ高校になりたくない、とはいえないので適当な嘘をつきました。私の選択は正解でした。中学の同級生がいない高校を選んだら、いじめはいっさいなくなったのです。いじめから逃れるには環境を変え、いじめっ子がいない場所に行くのもひとつの手です。それは逃げではないのですから。

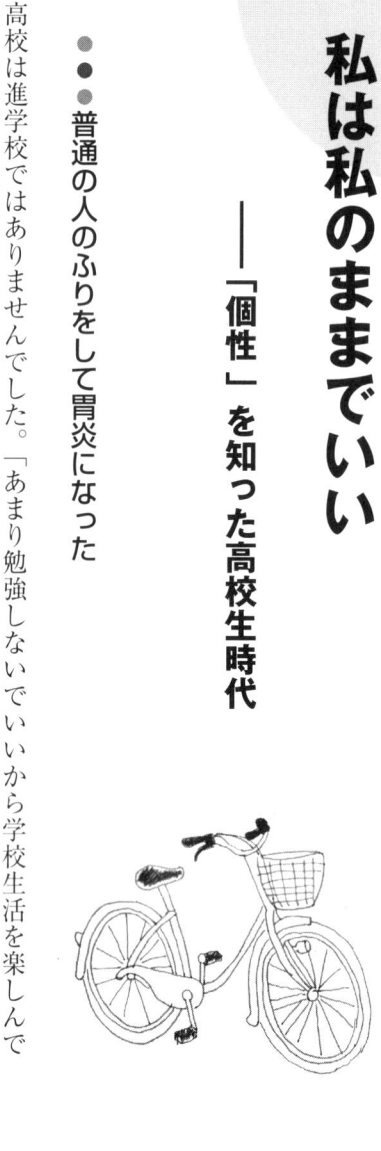

私は私のままでいい

――「個性」を知った高校生時代

●●●普通の人のふりをして胃炎になった

高校は進学校ではありませんでした。「あまり勉強しないでいいから学校生活を楽しんでください」という方針で、生徒たちはのびのびと学校生活を送っていました。また、中学のときのように人とあわせようとお互い顔色をうかがうピリピリとした空気もなく、先生も生徒も個性的な人が多い楽しい学校だったと思います。高校での教室の席は一人ひとり離れていて、「高橋の隣はいや」といわれることはありませんでした。小、中学生のころは班行動が中心で、ノロい私は同じ班の人たちに迷惑をかけていましたが、高校では班がなく、仲がよい友だちといっしょにいることができたのです。友だちはたくさんはできませんでしたが、

馬鹿にしたり、私を見下したりする人はいませんでした。

今まで「変だ」と馬鹿にされ続けていたので、高校では普通になろう、と入学したてのころは普通の人のふりをしていました。それがストレスになり、高校1年生の夏は胃炎と十二指腸潰瘍で苦しみました。1週間以上吐き気と食欲不振に悩まされ、胃カメラを飲みました。こんなに苦しい思いをするなら隠すのをやめよう、胃炎で苦しむなら「変」といわれたほうがましだ、と思い、それからありのままの自分でいることにしました。しかし、高校は個性的な人たちばかりで私が変でもいじめられることはありませんでした。むしろ「個性的」といって受け入れてもらえたのです。だんだん「私は私のままでいいのかな？」と思えてきました。中学生のころに比べてストレスは減り、白髪はなくなりました。発達障害の特性を受け入れられる場があれば発達障害があっても生きやすくなると思います。

●●●「失敗してもいい」ESS部で救われる

高校は家から遠いので、体育会系の部活ではなく、漫画研究部（漫研）とESS部（英会話の部活）に入部しました。漫研に入った理由は絵を描くのが好きで絵が上手になりたかったから、ESS部を選んだのは英語が好きなので英会話ができるようになりたいと思ったからです。

漫画が好き、英語が好き、という共通点を持った人たちばかりなので部活での人間関係はうまくいっていました。ＥＳＳ部の顧問の先生は日本人の英語の先生と英語を母国語とする外国の先生でした。英会話は失敗してもいい、正しく話せなくていいので、恥とプライドを捨てて話さないと上達しないと先生はいっていました。同じ会話、単語を何度か使わないと英語は覚えられないのです。私はそれまで、失敗したり、なにかができないことは悪いことなんだ、と思っていました。人よりも同じミスを繰り返し、いつまで経ってもうまくできず怒られることが多い私は、何度失敗しても構わない英会話にのめりこみました。自分の英語が通じるたびに英会話が楽しくなり、英語は上達していきました。普段はなにげなく日本語を使っているので、日本語以外の言語で話すのは刺激的で楽しかったのです。

部員たちは先輩も後輩も男の子も女の子も関係なく仲よしで、部活が終わってからも顧問の先生たちをまじえて部室でおしゃべりをしていました。顧問の先生たちや部員たちはみんな、風変わりな私を「よい意味で個性的な人」「おもしろい人」と受けいれてくれたので部活に行くのが楽しみでした。ここでも誰も私を馬鹿にしたりいじめたりする人はいませんでした。休みの日は同じ部活の人たちと遊びに行ったこともありました。卒業してからも、部員たちと顧問の先生たちに会いに何度か学校に行ったくらい仲がよかったのです。そのとき先生方は温かく迎えてくれました。部活の友人たちと後輩たちとは卒業して数年は連絡を取りあい、遊びに行くこともありましたが、今はみんな音信不通になってしまいました。

●●●英語の先生になりたいけれど……

私が小学生のころから悩まされたのは集中力でした。物音に対する過敏な反応はないのですが、勉強に集中することができませんでした。「この間観たテレビおもしろかったな」などとつい勉強と関係ない余計なことを考えてしまうのです。目の前に漫画や雑誌があればつい手に取って読んでしまいます。大きくなるにつれて集中力がつくだろうと思っていたのですが、集中できないままでした。学校でも家でも、勉強をしているとボーッとしてしまうのです。できるだけ机に座り勉強し、集中するようにしました。先生からは勉強している割に成績が悪いといわれました。

高校2年生になり、だんだんと高校卒業後の進路について考え始めるようになりました。私は英語が好きなので高校の英語の先生か英語塾の先生になりたいと思い、英語の先生に相談をしてみたところ「英語の先生になりたいなんて、教師として嬉しいよ。でも、先生の仕事というのは英語を教えるだけではなく、進路指導をしたり、担任を持ったり、部活の顧問を受け持ったりと大変だよ。高橋には向いていないかも」といわれました。あのときはそういわれて残念でしたが、今思うと先生のいうとおりだったと思います。学校の先生は勉強を教えるだけでなく、進路指導、部活の指導、親とのやりとりと、たくさんの仕事を同時にこなさなければなりません。自分のことすら年相応にできない人間が生徒を指導できるはずがありません。

たとえ適性があったとしても、じつはどこの大学にも入れないようなひどい成績だったのです。教師はあきらめることにしました。生徒会役員を2年生から続けていたため、成績が悪くても短大の推薦入試を受けることができましたが、なんと倍率が1・1倍にもかかわらず落ちてしまいました。浪人はしたくないので、進学はあきらめました。

発達障害と早期に診断されて、自分の特性がわかっていたら、進路がすんなり決まったと思います。私は今のまま社会に出ても「同い年の人と同じようには社会生活を送ることができないのでは？」と薄々感じていました。私は考えて、ビジネス関係の専門学校に行くことにしました。そこではパソコン操作、ビジネスマナー、英会話など社会に必要なことを学べるのです。ここでしっかり勉強しておけば、社会に出ても大丈夫かもしれません。高校生のころはそう思っていました。将来なんの仕事をしたいかわからないので、専門学校で勉強しながら考えることにしました。

●●● 失敗つづきの寿司屋のバイトですっかり自信喪失

あるとき姉から「社会に出る前にアルバイトをして社会経験を積むといいよ、とくに今日子はね」とアドバイスを受けました。将来に不安を感じていた私は社会経験というものをしたくなり、卒業後の進路が決まってから寿司屋のチェーン店でアルバイトを始めました。高校ではアルバイトは禁止されていました。しかし、周囲の子たちは隠れてこっそりやっていました。私は、進路が決まったことだしいいか、と学校に隠れてバイトを始めたのです。バレてしまったら「家計が苦しいから」と嘘をつくつもりでした。

バイト先の仕事内容は寿司作りとレジでした。職場にはいろんな年齢の人たちがいました。高校生、大学生、主婦……。いろいろな世代の人たちに囲まれて、働くことに不安を感じました。ほかの人たちは年齢が違う人たちと仲よくできていましたが、内気な性格がわざわいし、気後れして仲よくできませんでした。ここは学校じゃない。お金を稼ぎに来たのだから、と無理やり割り切り、仕事に集中することにしました。

仕事を教わっても、簡単な作業ができませんでした。サビ抜きの寿司にわさびを何度も入れてしまい、よく注意をされました。ネギを切れば包丁で爪を切ってしまい、その爪がネギと混ざってしまって大量に刻んだネギを捨てるはめになりました。細巻き寿司や太巻き寿司が巻けるまで誰よりも時間がかかりました。巻くと、のりがはがれて分解してしまい、なかに入れる具がはしに寄ってしまうのです。不器用で手早くきれいに巻けず、その結果、お客さんを待たせることもしょっちゅうありました。

従業員にはたくさん迷惑をかけました。さすがにあきれたのか年下の高校生のバイトの人にも「高橋さん、いい加減にして」といわれ、おちこみました。

レジをやっているとき、忙しいと頭が混乱しました。たくさんのボタンがあり、操作をなかなか覚えられなかったのです。不器用であるせいか、小銭やお札をサッと取れなくて、お客さんをさばくのに時間がかかりました。私がレジに立つと、お客さんがお店のなかにあふれ、お店の外にまで行列ができてしまいました。はたから見れば人気がある寿司店のようだったかもしれませんが……。お釣りを間違えたり、お客さんに渡す商品を間違えてお客さんを追いかけたりしたこともありました。なにごとも周囲の従業員のようにできず、自分が消えそうなくらいちっぽけに思えました。

●●●すみません、シモネタどこにありますか?

また、「天然ボケ」な性格のせいでいろいろなことをやらかしました。ある日レジに立っていると、お客さんが太巻き寿司を指差して聞いてきました。

お客さん「これなんぼ?」

私「1本です」

「これ何本?」と聞こえた私は聞き間違えているのに気づかず、元気よく答えてしまいました。すると怒った口調でお客さんはいいました。

お客さん「違う、これは何円か聞いているんだよ、頭悪いなあ!」

今となっては自分でも笑える話ですが、そのときは恥ずかしさと頭が悪いといわれた怒りで首まで赤くなってしまいました。従業員の人たちは大爆笑していました。

また、こんなこともありました。働き始めて間もないある日、私は冷蔵庫から寿司ネタをとってきてくれといわれ、探していました。冷蔵庫のどこにあるかわからないので聞こうと思ったのですが、どう聞いてよいのか思い出せません。あれ? 上《じょう》ネタより下《した》のネタはなんていうのだっけ? 上《じょう》の反対は下《しも》だから、ええと……。

私「すみません、シモネタはどこにありますか?」

このときも私は「高橋さんっておもしろいわね」「高橋さんって変わっているね」と、大爆笑されました。正しくは並ネタ、と後で知りました。

このように、ミスばかりで仕事が覚えられないので辞めたいとしょっちゅう思っていました。しかし、すぐに辞めればどこで働いてもすぐ辞めるクセがついてしまうかもしれません。根性なしになりそうなのでクビにならないかぎり長く働こうと決心しました。当時は接客業が向いていないとは思わず、仕事ができないのは教え方や職場の方針があわなかったとしか思っていませんでした。

結局9か月ものあいだ寿司屋で働きました。立ちっぱなしで腰を痛め、足が痛くてつらかったですが、寿司屋で身につけたことは、その後の人生にとってムダではなかったので、働いてよかったです。働かせてくれた店長には感謝をしています。巻き寿司の巻き方を覚えられたので、家で巻き寿司を作れるようになりました。また、仕事で人と接して自分は礼儀知らずだ、ということがよくわかりました。どんなに疲れていてもきちんとあいさつと返事をすることは人間として最低限のマナーだということもわかりました。

アルバイトはお金をもらえるだけでなく、社会勉強ができる場であるので、社会に出る前にアルバイトをすることをお勧めします。学生のうちであれば多少のミスは許されることもあります。社会人になればそうはいかない場合があるので、失敗をしながら社会勉強をしてもいいのではないでしょうか。いろいろなアルバイトをすればどんな仕事が向いているかわかるかもしれません。なんのアルバイトをすればいいのだろう？　とお悩みの方は自分がやりたいアルバイトをするのが一番だと思います。

みんなでいると、できない
――ビジネス専門学校へ通う

●●●授業は楽しい、けれど部活がつらかった

高校卒業後、昼間2年制のビジネス専門学校に通いました。授業は日曜以外朝から夕方までぎっしりつまっており、宿題も多く、遊ぶ時間はありませんでした。授業時間の合間を利用し、よく自習室に通って勉強をしていました。専門学校では1年生の終わりから就職活動が始まるので、のんびりできないのです。学校の授業は楽しかったです。そのなかでもとくに英語の授業が好きでした。遊び感覚で勉強できるプログラムになっており、力もつきました。成績のつけ方はやる気重視で勉強が苦手な私には最適でした。友だちもできて楽しい学校生活を送ることができました。入学式と卒業式以外の学校行事がないのも嬉しかったです。

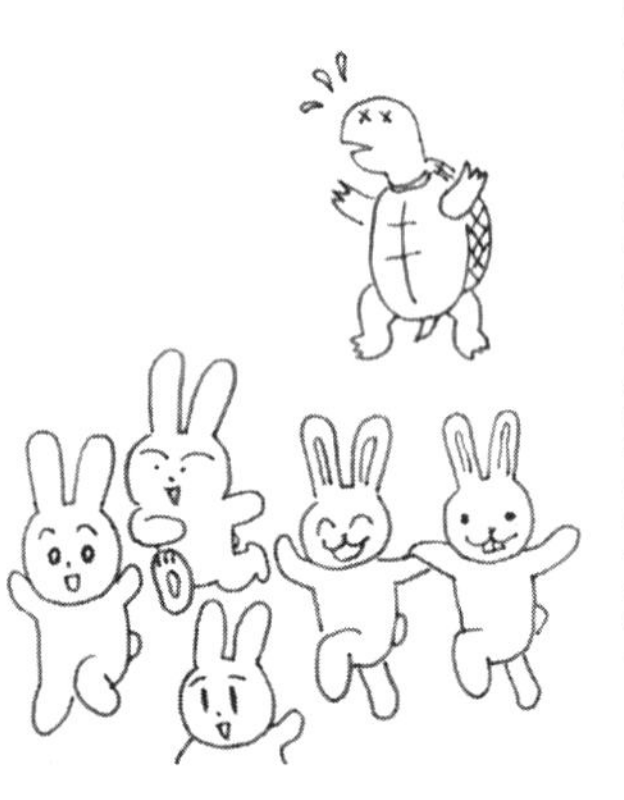

しかし、部活動では、やっぱりつまずきました。中学のころから部活動をしていたので、専門学校でもなにかしたいと思い、英語専門のミュージカル部に入りました。ミュージカルは観たことがなく、興味もありませんでしたが、歌が好きという理由だけで入部しました。ミュージカルを教えてくれるのは英語を母国語とする先生で、英語でミュージカルを学ぶので英会話の勉強になりました。

部活でつまずいたのは私が専門学校1年生のとき、年1回の講演の練習のときでした。音痴で英語の発音がヘタな私はエキストラの役となりました。しかし、エキストラでも歌や踊りがまったくないわけではありません。音程を外し、踊りを間違え、うごきを覚えられないので私のせいでリハーサルは何度もやり直しになりました。そのたびに「また今日子かよ」「お前ふざけんなよ」「何回いえばわかるんだよ」と、叱責をうけ、ときには頭をたたかれました。集団でなにかをやるのは私には本当に向いていない、とそのときつくづく思いました。人に迷惑をかけるのも、叱責を受けるのもいやなので、多分、私は今後集団でなにかをすることはないと思います。

発達障害の人は芝居ができない、それは人の気持ちになってものごとを考えられないからだ、といわれています。ですが、障害があろうがなかろうが、人によってできない理由は違うと思います。私の場合、芝居ができないのは集団行動ができないからでした。登場人物の気持ちになれないから芝居ができないということはなかったと思うのです。

専門学校2年生になると先輩たちは卒業し、30人ほどいた部員は10人以下になりました。人数が減ったせいもあり、私でもミュージカルで準主役を演じることができました。1人か2人で芝居をする場面がよくあり、そのときはつまずくことがありませんでした。少人数でなにかをすることはできるのです。人数が増えるとやることが増え、頭が混乱するので失敗してしまうのかもしれません。ミュージカルは向いていませんでしたが、英語の勉強になったのでやってみてよかったと思います。

●●●成人式に行きたかった

20歳に近づくと成人式用の着物のカタログが自宅に届くようになりました。着物は着たかったのですが、成人式には行きたくありませんでした。成人式の会場で同級生たちと再会していじめられるかもしれないと思ったのです。なぜ、育った市の成人式会場にしか行けないのだろうか。自分で行きたい成人式の会場が選べればいいのに、と悔しく思いました。20歳を祝う記念の日に、いじめられたといういやな思い出は作りたくありません。いじめられなくても成人式会場でひとりぽつんとなるのはいやでした。仲がよい同級生たちと成人式会場前で写真を撮るなんて私には夢のような話だったのです。家族は「なんで参加しないの？」と聞いてきましたが「成人とは心身ともに大人になった人のことをいうので私は参加しない、まだ私は精神的に子どもだから」と適当に理由をつけて参加拒否をしました。親に成人式に行きたくない本当の理由を話したら、友だちがいないことを責められると思い、嘘をついたのです。親は参加拒否に反対をしませんでした。成人式当日、私は自宅の窓から成人式に行く人たちを眺めていました。悲しかった。私もあのなかに入りたかった。もし親が成人式に行きたくない本当の理由を受けとめてくれたなら、せめて着物だけでも着て写真屋さんで写真を撮りたかった、と思いました。しかし、「成人式に参加しないで着物を着るだけは変」、と親にいわれそうな予感がしたのです。

●●●社会人生活への期待

学校も卒業の時期に近づき、いよいよ就職を考える季節がやってきました。専門学校生のときには、書類整理のアルバイトや、チラシ配りのアルバイトをしました。まったくの個人作業なので、うるさく怒られることもなく、私に向いていました。しかし、就職するに当たっては、人の役に立つ仕事、人に喜ばれる仕事に就きたい、と思いました。今まで人を喜ばすことより、怒らせて迷惑をかけてきたことがはるかに多いので罪ほろぼしをしたいと思ったのです。

１９９５年の就職活動時、世間は不況でした。仕事を選べる時代ではない、と思い、ホテル業、アパレル関係、貿易事務などと興味や適性を無視して会社訪問や面接をしました。自分の適性はわからないので働きながら適性を見つけようと思っていたのです。夏ごろ、学校の就職課で某食品関係会社の求人を見つけました。その会社では洋食、日本食レストランのチェーン店を経営しており、ウエイトレス、ウエイターの募集をしていました。接客業は人に喜ばれる仕事だ、やってみよう！　私はじっとしているのが苦手で体を動かすのが好きなので、適性にもあっている仕事かもしれない！　そう思いました。そのときは、寿司屋のバイトで不適応を起こしたのをすっかり忘れていたのです。

後日、その会社の面接をし、内定しました。嬉しい反面、働けるかどうか不安でもありました。私はバリバリと働くかっこいい自分をイメージし、社会人生活への期待に胸を膨らませていました。そのイメージとはまったく違う自分になるとは予想もしていなかったのです。

私からのお願い4

♣発達障害があるお子さんがいる親御さんたち、そのまわりの人たちへ

●集団生活が苦手な特性のあるお子さんに塾は不向きだと思います。断言はできませんが、マイペースに勉強を進められる通信教育が向いているのではないでしょうか。特性にあった勉強をするのがいいと思います。

●発達障害の診断は早ければ早いほどいいというのが私の実感です。診断が遅ければ遅いほどトラブルや困難が増えると感じたからです。特性が理解できないと進路選択をあやまってしまうかもしれません。

♣中等教育に携わるみなさんへ

●クラスがえ、班がえ、席がえのとき、当事者のトラブル防止のため、先生に要望を伝える場をもうけるとよいと思います。

●班で競うことが中学でも多かったです。発達障害のある人は、場合によってはその特性ゆえに足を引っ張ってしまうことがありますが、負けたからとその人を責めてはいけない、という指導をきちんとしてほしいです。

●発達障害のある人は否定されることが多く、認められたいと思っています。「今は進学するのが厳しいけれど、これから頑張れば大丈夫」などと、先生方は当事者に希望が持てる発言をしてあげてください。

♣発達障害者と暮らすすべてのみなさんへ

●発達障害のある人がもし何か失敗したとしても、どうぞ笑わないでください。たとえ冗談だとしても、これまで沢山笑われてきたので、傷つきやすいのです。

●当事者には普通にふるまう方法がわかりません。周囲の人たちは普通にふるまう方法を教えてあげてください。

第2章

私は「隠れひきこもり」

「なにもとりえがない子」といわれて

——受難の日々、ウエイトレス時代

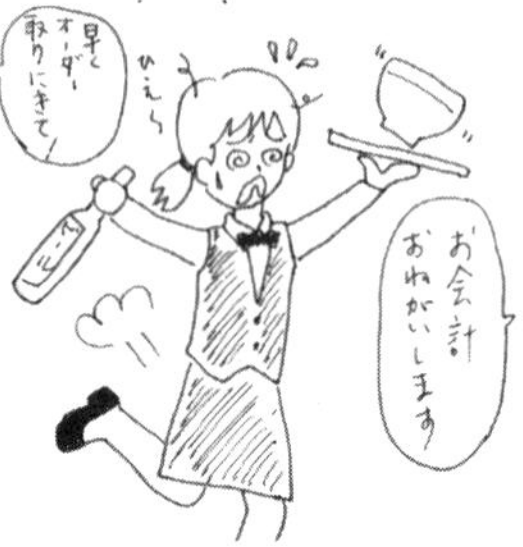
早く オーダー 取りにきて
ひぇ～
お会計 おねがいします

●●●初就職、またもやわからないことだらけ

専門学校卒業後、食品会社で働き始めました。私の配属先は遠方で、自宅から通えなかったので寮生活をしました。家族から離れたくて家から通えない職場を選んだのです。親元を離れての新しい生活、初めての就職。期待と不安でいっぱいでした。数か月間、同期入社の人たちと研修をしてから配属先にまわされることになっていました。

まずは研修先のレストランで同期入社の人たちとともに先輩社員から仕事を教わりました。体育会系の職場で、いつも怒鳴り声がとびかっていました。容赦なく「早くしろよ！」「お前はなにを考えているんだ？　これを持っていくのを忘れてどうするんだよ！」などと乱暴にいわれるのです。ノロマな私は誰よりも多く怒鳴られました。同期入社の人たちは仕事のやり方の説明を終えると「わかりました」と納得をしており、みんな、1回、多くても2回で理解することができていました。「私は1回じゃなにをいわれているのかさっぱりわからないのに、みんなすごいなあ」と感心していました。同期の人たちがスーパーマンのように見えました。

私は、どこがわからないのかわからなかったり、わかってもうまく質問できませんでした。それでも、聞けそうなときはみんなの前で聞きました。先輩社員が質問に答えてくれるのですが、その答えが理解できず、再度聞きました。それでも理解できませんでした。もう1度聞いてもやっぱり理解できません。最初は優しく教えてくれていた先輩社員も、あまりの理解の遅さに表情が険しくなってきました。私はあせりました。いっしょに研修を受けている同期入社の人たちも「なんだ、この人。まだわからないのか？」と、あきれた顔をしていました。恥ずかしかったです。

わからないままにするとボロが出るとはわかっていました。勇気を出して、時間を置いて聞きなおしても、「さっきわかったっていってなかった？」といわれてしまいます。私はよくその場しのぎで「わかった」といっていました。そうしないと先輩社員が怒鳴るからです。どうすれば1回で覚えられるかわかりませんでした。いつまでも理解できない私に対する同期入社の人たちのあきれた視線から、解放されたい気分でいっぱいでした。

●●●つらいけど、気ままな寮の生活

休みは交代制で週1日。接客業は体力を使う仕事でした。開店前にビールやジュースを冷蔵庫に入れるため、重たいケースを運ぶので朝からとても疲れました。料理をお客さんのもとへ運ぶときはいくつも手に持って運ぶので、腕もとても痛くなります。毎日くたくたで仕事を終えて歯も磨かず、お風呂にも入らず、着の身着のまま寮のベッドで寝ることがよくありました。1か月ずっとパジャマを着ていないときもあったくらいです。疲れが残っていると仕事に差しつかえると思い、夜早寝をして睡眠を取るようにこころがけました。また、健康と美容のためには食事が大事なので朝昼晩きちんと食事を摂りました。私は、家の教えで小さいころからどんなに体調が悪くても3食摂っていて、母がきちんと手料理を作る人だったので、できあいのものを食べることはあまりありませんでした。その習慣が残っていたのです。

休みの日は洗濯と部屋の掃除、寮のキッチンで自炊をし、作るのが面倒なときはお弁当を買って来るか外食をしていました。今まで実家暮らしだったので、ひとりの空間ができたのが新鮮でした。寂しいとはまったく思いませんでした。好きなテレビ番組を観ることができ、

干渉されることがないからです。ひとり暮らしをすると親のありがたさがわかる、といいますが、残念ながらよくわかりませんでした。家族と仲が悪かったからでしょうか。

●●●上司や先輩社員のいらだち、高まる

就職をして3、4か月経つと、同期の人たちは仕事を覚えてきました。私はいまだにミスばかりしていて、だんだん社内で浮いてきました。なんでみんな仕事ができるのだろう？私はオーダーを正しく聞き取ったり、数をきちんと聞きとったり、違うテーブルに食事を間違えないで運んだり、というごく基本的なことができないのです。自分の位置をすばやく正確に把握し、認識するという空間認知能力がないので、料理を運ぶとき、どのテーブルに運べばいいのかわからなくなりました。短期記憶能力がないので運ぶテーブルが覚えられませんでした。覚えたことをメモしてもどこに書いたのか忘れ、さらにはメモしたことすら忘れてしまう、なんていうこともよくありました。忙しいと慌ててしまい、余計にミスが増えました。仕事のなかには料理の盛りつけがありましたが、すばやくきれいに盛ることができませんでした。ご飯を盛ればお茶碗の端にご飯つぶがこびりついてしまいます。時間をかければできますが、スピード重視の職場ではできませんでした。上司や、先輩の一部はそんな私を心配し「高橋さんは遅咲きのタイプなのかもしれないから」と、誰よりも丁寧に教えて

くれました。なかには仕事を終えた後、私の寮の部屋に来て、仕事を教えてくれる人もいました。しかし、みんなが優しかったのは働き始めて3、4か月のあいだだけでした。いつまでも仕事ができない私に、上司、先輩社員たちはいらだち始めました。

「働いて3か月経つのにまだできないの?」「同期の人たちに置いていかれるよ」「あれだけ教えたのに」。しかし私はそこで、頑張って仕事を覚えようという気持ちにはなれませんでした。おいつめられた気分でした。ですが、迷惑をかけて申し訳ないという気持ちはいつもありました。同期の人と私が同じミスをしても怒られるのは私だけ。私は「ミスをくりかえすから怒られるんだ」と、いわれました。そのたびに、「なんで私だけ怒られないといけないの?」と、惨めな気持ちになりました。そのうち、同期の人たちからも厳しい叱責を受けるようになりました。

同期の人たちは専門卒か大卒で、年齢差があまりなかったのではっきり物をいわれました。「仕事ができないのに俺たちと同じ給料をもらっているなんて!」「今まで生きてきて、こんな人は初めて見た。信じられない」「同じ時期に入ったのになんで覚えられないの?」「甘えているんじゃないの?」「専門学校を出ているんだからこれくらいできなくてどうするの?」「英語の資格を取れるくらいなのに、なんでこんなこともできないの?」。私ができなかった仕事の分をみんながカバーするときがあるので、いらだつのも無理はありません。迷惑をかけて本当に申し訳ないといつも思いました。

●●●私は障害者かもしれない

失敗つづきの毎日のある日、偶然テレビでＬＤの生徒たちが通う学習教室のドキュメンタリー番組を見ることがありました。そこで学習する子どもたちはほかの子と学習能力に大きな差があり、まるで昔の私を見ているようでした。「もしかしたらＬＤ（Learning Disability）か知的障害があるのかもしれない」。そう思った私は、病院で調べてもらおうと考えました。「何科に行けばいいのだろう？　頭のなかのことを調べるなら脳神経外科に行けばいいのかな？」と思い、大学病院の脳神経外科に行きました。診察のとき、ドクターに主訴をお話ししたらドクターはあきれた顔で「ここはなにをするところか知っていますか？ＬＤかどうかを調べるなら、まず親御さんに来ていただいて、精神科であなたの生育歴を話してもらわないとわかりませんよ。そもそも、ＬＤの人はＬＤという言葉が理解できないと思いますし。今日の診察代はいいですから」といわれました。とても恥ずかしく行かなかったことにしたいくらい、おちこみました。後悔しました。改めて診察を受けてみようと思いましたが、昔、親に病院へ行きたいとお願いしたらダメといわれたので、きっと今回も来てもらえないだろう、そう思ってやめてしまいました。それになにより、精神科と聞いて、足がすくんでしまったのです。当時は精神科がどんなところか知らなかったのです。

●●●研修修了、なんと、ドイツに配属！

10か月の研修期間を終え、新しい配属先はドイツのレストランになりました。私はドイツ赴任を条件に就職をしたのです。海外で働くのは小さいころからの私の夢だったのです。

小学生のころ、「なるほど！　ザ・ワールド」という大好きな番組がありました。レポーターがいろんな国に行ってレポートをし、行った国にまつわるクイズが出るという番組でした。その番組を見て、世界にはいろんな人が住んでいて、いろんな食べ物や習慣や言語があることを知り、海外に興味を持つようになったのです。それから私は海外で働いてみたいと思い始めました。両親はドイツに行くことに反対をしていました。説得することはできないとわかっていたので、私は反対を押し切って行きました。後から聞いた話では、私にうらまれたくないからドイツ行きを許可したそうです。ドイツ語は、日本で研修しているとき仕事のあいまに少し勉強をしていましたが、片言しかしゃべれるようになりませんでした。ドイツといえばじゃがいもとビールしか知らない私でも行けるくらい、ビザがおりやすかったのです。

●●●ドイツでの一日

ドイツでは、会社の寮で生活をしていました。新入社員は朝10時半に出勤し、昼の営業の準備をします。そして、12時から営業開始。昼の店内は、まるで戦場のようでした。ひとりが何か所かのテーブルをまかされ、注文を取り、料理を運んで、食器を片づけ、会計を済ませるまでの工程をすべてやらなくてはいけないのです。とにかくてんてこ舞いでした。怒鳴られ、注意されてばかりでした。そんな私のある一日を紹介してみます。

その日もお店は満席で、お客さんの声が飛びかっていました。「すみませーん」「ビールおかわり」「灰皿持ってきて」。従業員たちはせわしなく働いています。てんてこ舞いになっている私には、お客さんへ笑顔を振りまくゆとりはありません。私は、「少々お待ちください」といいながら、空いたお皿やグラスを下げに厨房へ行きました。そろそろ懐石のてんぷらが出るころだ。見に行こう。厨房の配膳台には私が運ばなくてはいけないてんぷらが出ていました。てんぷらを取ろうとすると、先輩に注意をされました。

先輩「高橋、空いているグラスがないよ、早く洗って」

私「はい……」

その前に、てんぷらを出さないと。でも、少し洗うくらいの時間なら大丈夫か。私も空いているグラスがなくて困っているところだったので、慌てて洗い始めました。

ほかの先輩「高橋、お前、また、ビア樽の交換をしていないだろ！　空になったら換えろって何回いわせればわかるんだ！」

私「すみません」

ああ、換えるのを忘れてた。先輩の注意を聞くために、グラスを洗うのを中断して謝る私。「手、休めてんじゃねえよ。動かせ」。呼びとめて手をとめたのは先輩じゃないですか……、と思いながらも「すみません」といい、再びグラスを洗い始めます。同時進行が苦手なので、なにかをしながら人の話を聞くことがむずかしいのです。

忙しいのでみんなイライラしています。そのようなときにのろのろしている私は、余計みんなの怒りを沸き立たせてしまうようです。「トロトロしてんじゃねえよ。忙しいのがわからないのか！」「お前がいると迷惑なんだよ、イライラする」「本当にお前は使えないね」。

次々に罵声が浴びせられます。私だって、好きでトロトロしているのではありませんし、急いで仕事しなくてはいけないというのはもちろんわかっています。これでも私なりに急いで仕事しているのです。

暗い気持ちになっていると、厨房から料理人の怒鳴り声が。「おい！　早くてんぷらを運べよ。冷めちゃうだろ！」「すみません」。すっかりてんぷらのことを忘れていました。慌てて手に取り、席に運ぼうと厨房を出ましたが、同じく料理を取ろうとした先輩にぶつかってしまいました。「お前、ボーッとしてんじゃねえよ、邪魔なんだよ！」。先輩に足蹴りを入れられる私。痛い！　しかし、時間がないので「すみません」と謝り、痛みをこらえて厨房を出て、お客さんにてんぷらを持って行きました。お客さんは待ち疲れてイライラしています。「お待たせしてすみませんでした」と、てんぷらを出して気づきました。「しまった、天つゆを出すのを忘れてしまった！」。私の顔に縦線が入りました。「すみません、天つゆを持ってきます」。そういって慌てて厨房へ戻ると、料理人たちはカンカンでした。

「お前はバカか⁉　てんぷらに天つゆをつけないでどうするんだよ」「配膳台に乗っかっている料理のほとんどはお前のしかないぞ。いつまで置いておくんだ、いい加減にしろ！」。見かねた先輩が運ぶのを手伝ってくれました。「この忙しさで自分のテーブルも回れないでどうするのよ。働き始めてもう何か月経ったと思ってんの？　高橋の同期はみんな回れているよ」「遅い！　もっと早く動いて」。ああ、情けない。先輩に怒られながらですが、なんとか料理は運ぶことができました。

しかし、まだまだ私のミスは続きます。「高橋、Ａ２（テーブル番号）のお客さんが注文したうな重が来ていないって怒ってるよ」「え？　うな重なんて頼まれていたっけ？」。そう思って伝票を見ると、私の字でうな重と書かれていました。「あぁっ、オーダーを通し忘れていた！」。お客さんを遠くから見ると、連れのお客さんはみんなメインの料理を食べ終わっており、その人だけがひとり待っていました。これでは怒るはずです。厨房に行き、料理人たちに謝り「すみません、オーダーを通し忘れてしまって、急ぎでお願いします」とお願いをしました。「この忙しいのに……」と不機嫌になる料理人。「すみません」平謝りする私。うな重が出ると、「ありがとうございました」といって急いでお客さんのテーブルに向かいました。「お待たせしてすみませんでした」。そういうと、いやみがかった口調で「随分かかったねぇ。ウナギでも釣っていたの？」といわれてしまいました。同じテーブルの人が食べ終えているなか、ひとりでメインのうな重を食べるお客さん。メインはみんなで食べたかっただろうな、とお客さんに申し訳ない気持ちになりました。

やっとひと段落ついたから、今のうちにビール樽の交換をしようと考えていると、「高橋、ちょっと」と呼びとめられました。ビール樽を交換して、といわれるのかな？　ああ、どうしてもビール樽を換えないとまた怒られる、今度こそ忘れないようにしなくちゃ。

私「すみません、ビール樽の交換をしてからでいいですか？」
先輩「もうドリンクオーダーの時間は終わってるよ。閉店後でもいいじゃん。今は明日のランチのテーブルをセットするのが先でしょ？　なんで臨機応変にできないのかしら。もう少し要領よく動いてもらわないと……」

先輩の注意が始まっても、私は混乱していました。そうだ、もうドリンクオーダーは終わったから閉店後にやればいいんだ。先輩ウエイトレスの注意が続いています。「要領よく動くにはどうすればいいのだろう？」。そう聞いても具体的に教えてくれる人はいません。ああ、今日も怒られ疲れた……。

こんな調子の毎日が延々と続くのです。この業界は体育会系で、女性もみんな男まさりです。男性も女性だからといって容赦はしません。女性からも男性からも「お前」と呼ばれ、怒鳴られるのは当たり前。グズな私は蹴られることもありました。ほかの人はそんなことをされませんでした。みんな機転が利くからです。私みたいなグズが接客業の仕事をしているのはめずらしいようでした。しかし中学生のとき、体育会系の部活で鍛えていたので根性だけはありました。周囲から「あれだけ怒られているのに辞めないのが不思議」といわれていたくらいです。

あまりにも仕事ができないので従業員たちは陰で私のことを、「家の手伝いをしたことがないのでは?」「お嬢様育ちでは?」といっていました。私は家の手伝いをしたこともありますし、お嬢様育ちでもありません。こう見えても苦労人なのに、まるでなにもしない人、できない人といわれているようで悲しくなりました。朝から晩まで仕事づけ、休みが少ないので自分の時間もとれず、ドイツでの友人もできなくて、言葉もわからないなかで強い孤独感を感じることが多くありました。

●●●日常生活での笑える失敗

仕事以外でもちょっとしたドジをやりました。ふりかえってみれば笑い話です。たとえば、ある日ミネラルウォーターがほしくてチェーン店のドラッグストアに行きました。パッケージに水の写真があったので、これは水だと思って買いました。しかし、寮に戻って飲んでみると消毒液の味がするのです。ビックリして、一口飲んですぐに吐き出してしまいました。ドイツ語で水という単語がわからなかったのです。おかげで水はwasser(バッサー)と知ることができました。

またあるとき、デパートのトイレに行くと、トイレの扉に「Damen(ダーメン)」「Herren(ヘレン)」と書いてありました。男性トイレか女性トイレかわかるイラストはありません。

仕方がないので、誰かがトイレから出てくる、もしくは入ってくるのを待ちました。「さて、困った。早くトイレに行きたい。女性用トイレはどっちかな？　そうだ、ヘレンという響きのほうが女性っぽいから、こっちが女性用トイレかもしれない」と思いました。そう思い、トイレのドアを思い切って開けると、なかには用を足している男性たちがいたのです。私は驚いて固まってしまいました。トイレにいた男性たちもいきなり女性がドアを開けたのでびっくりしていました。私は慌ててドアを閉め、これで「Damen（ダーメン）」は女性という意味だとわかりました。こうして失敗を通じて覚えたドイツ語は今も忘れずにいます。

●●●なぜ私は当たり前のことができないの？

今でもはっきりと覚えている、大きなできごとがあります。それは、働いて3、4か月経ったころのことでした。とある従業員の会話が耳に入ってきてしまったのです。

「私、人は誰でもとりえがあると思っているけれど、高橋さんを見ているとそうは思えないんですよ」

それを聞いて私は、頭のなかが真っ白になってしまいました。「こんな私でもなにかしらとりえがある」と今まで思っていたからです。本当にショックでした。でも、皮肉なことにその言葉が私の人生の転機になりました。「資格を取って、私でもとりえがあると証明しよう！」と思ったのです。私は子どものころから、失敗をしたり、人よりできるようになるのが遅いと感じておちこんだりしたときは「誰もとりえがない人間はいない、私にも人よりできる物があるはず」と自分で自分を励ましていましたが、こういわれてから私はそのように自分を励ますことをやめました。なにもとりえがないのに自分で自分をはげましても意味がない、とばかばかしく思えてきたからです。

●●●「バカ」「死ね」「会社辞めろ」の罵詈雑言

働いて3か月も経たないうちに従業員たちからいじめられるようになりました。「あんたなんか辞めてしまえ！」と座椅子を投げられたこともありました。私がドイツに来たのは旅行めあてと、いわれのない陰口を叩かれました。仕事をミスした罰として制服のクリーニング代を事務所に請求するなといわれ、怖いので従いました。朝礼前に私だけ特別にみんなの前で、「今日はビール樽の交換ができるようにします」「オーダーを間違えません」などと今日の仕事目標をいわされました。そしてその後、「ウエイトレスがオーダー取れなくてどうするんだよ！」と罵倒されました。また、前日の仕事のミスをあら探しされて指摘をされることもありました。みんなの前でさらし者になるのは地獄にいるような思いでしたが「私がいけないんだ、仕方ない」と、自分にいい聞かせ、我慢しました。仕事をミスしたから、と昼食抜きにされ、昼休みなしで雑用をさせられたこともありました。食事も休憩もなかったので夜の仕事は体がフラフラで倒れそうでした。

いじめをする人たちは、安い給料でひとり暮らしをしている人や家族を養っている人たちでした。そういう人たちは給料からアパートの家賃、光熱費、食費を払わないといけないのです。金銭面や精神面でゆとりを持つのはむずかしい職場でした。みんな、朝から深夜までのフルタイムの仕事で疲労がたまり、タバコやお酒がないとストレスを発散できないのです。私はタバコが嫌いなので吸いません。お酒は飲むとすぐに赤くなるので当時はほとんど飲みませんでした。なので、ストレスを発散する場がありませんでした。

私は会社の寮に格安で住み、光熱費は会社持ち、生活もかかっていません。そんな楽な生活をしている、といううらやましさと、仕事がまったくできないのにもかかわらず同じ給料であるというイライラから、私はいじめられたのでしょう。毎日のように「バカ」「死ね」「会社辞めろ」「給料泥棒」といわれていました。しばらくは我慢できましたが、とうとう、つらさのあまり泣いてしまいました。泣けば怒られ、さらにひどい言葉を吐かれて、また泣いてしまうという悪循環でした。もう、人とかかわりたくない。人間を辞めたいと心から思いました。
ある日、女性従業員のひとりに、実家の両親に送りたいので制服姿で写真を撮ってほしい、と頼まれました。「写真撮ってくれる？　あんたでも写真くらい撮れるでしょ？」。カチンときました。しかし、先輩なので反論できませんでした。私は顔色を変えず、ＯＫして写真を撮りました。なにもしていなくてもいじめられるのです。悲しくなりました。いじめられないのは、黙って動かずにただ息をしているときだけでした。そのうち、自分のしている仕事、言動のすべてに自信がなくなっていきました。
職場にはモロッコ出身の若い男性従業員がおり、私の仕事の様子を見ていました。彼は日本語がわからないのですが、私が怒られ、いじめられているのは理解していました。ある日、おしぼりを洗濯機に入れていたとき、彼が片言のドイツ語で話しかけてきました。まわりには誰もおらず、ふたりきりでした。

彼「レストランの仕事は楽しい？」

私はドイツ語のスラングで「最悪だよ」とつい正直に答えてしまい、「しまった」と思いましたが、さいわいほかの従業員たちに知られることはありませんでした。

それでも私は辞めないと決めた

毎日怒られては泣くことを繰り返すうちに、私の自尊心は下がっていきました。お客さんの前で目を赤くしながら接客をしたことがあります。どんなことがあってもトイレに駆け込んで泣くまいと決めていたので、トイレには駆け込みませんでした。毎日、通勤途中に勝手に涙がこぼれてきました。仕事中も怒られていないのに勝手に涙が出てくるのです。あのころの私はうつ病寸前でした。いっそのことノイローゼになってクビになり、しばらく働けない体になりたい。もう仕事なんてしたくない、早く働かなくてもいい年になりたい。毎日マイナスなことばかり考えていました。

また、再びいじめを受けて、小・中学校のころのいじめの体験がフラッシュバックしてきました。中学生のとき、自分が変であることを気にして学習雑誌の悩み相談コーナーで相談をしたことがあり、「変わっているのはあなたの個性」という回答をいただいてから気にしなくなったのですが、就職をしてからまた気にするようになってしまいました。変わっていることが個性でいられるのは学生のうちだけなのだろうか？　このころはひどい人間不信におちいり、いつ誰が私に牙を向けるかわからないので、いつでも戦えるように自分の牙を磨いておこうと考えていました。その当時、私の頭のなかには「辞める」という選択肢が出てきませんでした。今ここで辞めてしまったら「いやなことがあると逃げる弱虫」になってしまう、と思ったのです。それに、すぐに仕事を辞めたら家族から「そんなすぐに辞めたら社会人としてやっていけない」といわれてしまいそうでした。会社を辞めれば済むことだと思ったので「自殺」という選択肢は出てきませんでした。

ストレスで激太り

私がとても悲しかったのは、上司や従業員たちがいじめを黙認していたことです。この職場では仕事ができない人間はいじめを受けるのが決まりなのです。今までいじめられた人が何人もいましたが、その人たちは仕事を覚えていじめから解放されていました。同僚たちからは毎日厳しい言葉が浴びせられました。「高橋さんは甘えている」「なんでいつも泣いてばかりいるの?」「高橋さんはノロいから見ているとイライラする」「もう高橋さんに仕事を教えたくない、同じことを何度も聞くし、何回いっても理解しないんだもの」「ウエイトレスに向いていないんじゃない?」「あなたはできないから人の倍、努力しないと」……。今まで人の倍、努力してきたと思っていたのに。これ以上頑張らなければいけないのかと思うとつらくなりました。社会では、結果を出すことが一番大切なのだと痛感させられました。

しかし、そうは思っても「なんで私だけ人の何倍も努力しなくちゃいけないの?」という気持ちは消えません。私はストレスで過食に走り、誰が見ても太ったとわかるくらい太りました。細かったあごは二重あごになってしまいました。食べていると仕事でのストレスが消えたので、太っても食べるのを抑えられませんでした。

仕事を終えた後は飲めないビールを飲んでいました。仕事で怒られて泣いて赤く腫れた目をして帰りたくないからです。私は少しでも飲むと顔と目が赤くなるので、泣いて目が腫れていることをごまかすことができました。飲み放題ではないですが、仕事を終えたあとは自由に職場のビールを飲むのを許されていました。

職場には味方や理解者はいませんでした。でも、事務の人や違う支店の人など私といっしょに仕事をしない人たちとの人間関係はうまくいっていました。ただ、相談できる人はいませんでした。相談をしたら「仕事ができないあなたが悪い」といわれそうで、いじめられているのが恥ずかしくていえなかったのです。仕事を選択するときは職種だけでなく職場の雰囲気も大事だと思います。

●●●私なんか生まれてこなければよかったと思いつめた日々

ドイツでも休みはひとりで寮にいることが多かったです。寮の部屋の掃除、洗濯、自炊をしていました。面倒なときは外食やテイクアウトもしましたが、ドイツは物価が高く、日本のように500円くらいのランチはありませんでした。日本円で軽く1500円以上はするので安月給の身には苦しかったのです。暇なときは、レンタル店で日本のテレビ番組のビデオを借りて観ていました。日本に帰れるほどの長い休みがなくて一度も家に帰りませんでしたが、春と夏と冬には少し長めの休みがあるので、そのときはヨーロッパ旅行をしていました。休みの日はクタクタで出かける体力も気力もあまりありませんでしたが、ごくたまに元気があるときはひとりで遊びに行きました。衝動性が強いせいか朝起きてすぐ「ベルギーに行って本場のワッフルが食べたい」「オランダに行こう」と隣の国に直行したことも何度かありました。陸続きでドイツから電車で日帰り旅行をすることができるのです。日本でいえばたこ焼きが食べたくて東京から大阪に日帰りで行くようなものでした。

このころの私の人間嫌いと人間不信はかなり強く、信じられるのは専門学校のときの友人だけでした。同僚たちは仕事を終えてからクラブに行ったり、飲みに出かけていました。夜中に遊んだ次の日でも元気に仕事をしているので、「どこにそんな体力があるのだろう?」と思っていました。私は職場でのストレスから体力も気力も消耗していたので、そんな元気はありませんでした。

ひとりでいるせいか休日に時間があるとライン川のほとりに行き、川を見ながらいろんなことを考えました。それも自分のことにかんする、マイナスなことばかりです。同年代の女性たちのように楽しく仕事をして、オシャレをして、友だちや恋人と遊ぶということは夢のまた夢でした。私は20代だというのに、なにひとつ人生を楽しむことをしませんでした。生きている喜びってなんだろう？　一度も感じたことがありませんでした。それに、私は大人になっても人に迷惑をかけてばかりで、いまだになにひとつ人並みにできません。こんな私は生きている価値がない、世間に害を与えているだけだ。よかれと思ってした行動が人を不快にさせ、嫌われる。私が死んでも誰も困らないんじゃないかな、むしろ喜ばれるに違いない。そう思いました。

子どものころから「私だけなぜ、なにごとも人並みにできないんだろう？」と悲劇のヒロインのような気持ちで過ごしてきたけれど、実はそんなダメな私と出会った人たちのほうが悲劇に巻き込まれているのではないかしら。結婚して会社を辞めろ、とはいわれたけれど、ここまで要領が悪い人間を必要にしてくれる人なんかいないだろうから、きっと結婚もできないだろう。たとえ結婚できたとしても、未来の夫から「バカ」「グズ」「ノロマ」「お前なんかいらない」となじられて離婚するのだろうな。子どもが生まれたら、その子が大きくなったとき「お母さんがバカだから僕は学校でいじめられるんだ」なんていわれちゃうのかな？　未来の私の子どもがかわいそうだ。それなら一生独身でいようかな。彼氏ができたら、彼氏の友人に「お前、あんな変な女とつきあっているのか」といわれてしまうのかな。両親は私みたいなできそこないの子どもがいるせいで、人から「お宅では一体どんな教育をしているのかしら？」といやみをいわれたことがあるかもしれない。働いて1年も経ってないのに会社を辞めたら家族にあきれられるだろうな。根性なし、って。仕事がつらい。でも、家族に馬鹿にされたくない。私はどうすればいいのだろう？　私なんか生まれてこなければよかった。心からそう思っていました。

●●●「隠れひきこもり」生活

私はどんなに苦しくても、2年はこのレストランで働こうと決めていました。みずから「つらい」という理由で辞めたくなかったのです。まだ若いから人生の選択に失敗してもやり直しが利く、と頭ではわかっていたのですが、そのときの私にはウエイトレスをすること以外考えられませんでした。

私は、仕事には通い、休日は外出をすることもありますが、人とかかわらず、誰にも心を開かない、「隠れひきこもり」となってしまいました。私が変だと知る人が増えてしまうので、新たな人と出会うのはいやでした。もちろん、恋愛をしたいとも思いませんでした。当時の私は死んだ魚のような目をしていて、街ですれ違ったお客さんに「暗い顔をしている」といわれたこともありました。

レストランで夜に働いているときでした。年配のドイツ人のお客さんに片言の日本語で「アナタ小さい娘。夜遅くまでカワイソウ」と声をかけられたことがありました。西洋の人の目には、私は子どもに見えたのです。私より背が低いか、同じくらいの身長の従業員がほかにもいましたが、そのようにいわれたのは私だけでした。

また、ある休日にトルコレストランへひとりで行ったときに、店員さんに英語で声をかけられたこともありました。

店員さん「お父さんとお母さんといっしょに住んでいるの？」
私「ひとりで住んでいます」
店員さん「学生さん？」
私「いいえ、日本食レストランで働いています」
店員さん「レストランでどんな仕事をしているの？」
私「ウエイトレスをしています。仕事が大変で……」
店員さん「こんな小さな子がひとりでかわいそうに！」

店員さんはそうビックリした顔をしていいながらキッチンに直行し、じゃがいものパンケーキと紅茶をサービスしてくれました。紅茶は何杯もおかわりがでてきて、嬉しいやら申し訳ないやら複雑な気持ちでした。私は貧乏人で日本から出稼ぎに来ているかわいそうな子どもだと思われたのです。このように、童顔な私は外国の人から子どもに間違えられることがよくありました。当時はショックでしたが、今となっては笑い話となっています。「幸薄《さち》そうだと得することもあるんだなぁ」と思いました。

●●●人恋しさに耐えかねて

私は、とうとうストレスで胃炎になってしまいました。もう、限界が近づいていたのです。当時は、仕事の相談が気軽にできるような仲のよい人はいませんでした。最初はそんな人もいましたが、私があまりにも仕事ができないのであきれはて、信頼をなくし、離れていってしまったのです。日本にいる友人には会いたくても会えません。電話をすると、高額な国際電話料金がかかってしまうので我慢しました。その当時は携帯電話にメール機能はなく、パソコンはとても高価で買えず、メールが誰でもできる時代ではありませんでした。そのような理由で友人とは手紙で連絡を取りあっていました。ひとりに慣れていても身近に頼れる人がいない生活はつらく、いつも人恋しく感じていました。

ある日、ほかの支店で社員が辞めたので私がいる支店から人がほしいと聞きました。「これはチャンスだ。異動をお願いしよう！　そうすればいじめから解放されるはず。もし、異動できなければ会社を辞めよう」と決心しました。さっそく上司に異動をお願いすると上司はあっさり承諾してくれました。私は4か月でほかの支店への異動が決まりました。誰も私から異動のお願いをしたことを知らないので、同僚たちからは「アンタが仕事できないから異動させられたんだよ」といやみをいわれましたが、異動が決まって嬉しかったので、気になりませんでした。

●●●新しい異動先でもつまずく

新しい異動先の人たちは親切で話しやすく、いじめられることもなくて、精神的に楽になりました。過食は収まり、体重も元に戻すことができました。気持ちに余裕ができ、常連のお客さんと冗談をいいながら雑談までできるようになったのです。仕事は大変ですが、お客さんとの雑談が仕事の楽しみでした。しかしやはり、仕事上の会話は苦手でした。雑談なら緊張しないのですが、仕事の会話では聞き漏らし、聞き間違いはミスにつながると怯えてしまい、うまくしゃべれなくなってしまうからです。

いじめられはしませんでしたが、新しい異動先でもケアレスミスが目立ちました。注意され、怒られました。働いて1年がたつと「このままじゃ、新入社員に仕事を抜かされるよ」

といわれました。それはいやでした。仕事ができないのは、仕事のやり方がよく変わる方針に問題があるからでは？　と思っていたのですが、どうやら違う、とやっとわかりました。会社の方針に問題があるならほかの人たちも仕事ができないはずです。また、同期の人たちは責任のある仕事をまかされ始めましたが、私はまかされませんでした。私にまかせると危ないと思ったのかもしれません。あまりにも仕事を覚えるのが遅すぎるので、同期の人たちとの溝を感じました。せめて、仕事だけは周囲の人たち並みにできるようになりたい、と思いました。

「どうして私は仕事が覚えられないの？」「どうして私は人と違うの？」「大人になれば普通になれると思ったけれど無理かも。これから私はどう生きていけばいい？」。いくら考えても答えが出なくて考え疲れてしまいました。いいわけがましいですが、毎日仕事に追われて仕事をこなすだけでしたから、考えるのがおっくうだったのです。さいわい私がいた部署には新入社員が入りませんでした。もし入ったら仕事で先を越されるのは間違いありませんし、越されてしまったら私はおちこみ、さらに仕事ができなくなってしまっていたことでしょう。「これから私はどこにいても、私より年下の人にすべてのことを追い越されるのでは？」と不安になりました。

また、お客さんから理不尽なことをいわれることがときどきありました。これは人とコミュニケーションを取るのが苦手な私にはかなりのストレスでした。困ったときはほかのスタッフに助けを求めましたが、求めすぎていやな顔をされてしまいました。ほかの従業員たちはお客さんの苦情、理不尽な申し出、クレームにきちんと対処できるのです。ウエイトレスはコミュニケーション能力が必要だと痛感しました。私はいまだに仕事や仕事以外のことでも「聞かれたことに対して答えられていない」と耳にタコができるくらいいわれているのです。

ある日、仕事に行くと、レストランの入り口に張り紙がありました。張り紙には「あのウエイトレスさんを辞めさせてください。オーダーを頼んでも料理が来ません」と大きな字で書かれていました。誰が書いたのかはわかりませんでしたが、張り紙を見てショックを受けました。このようなミスをするウエイトレスは私以外にいません。そんなに私は嫌われているのかと思い、悲しくなりました。

そのあと、お客さんたちから事務所に何度か苦情が来るようになりました。「あの人を辞めさせてください」「あの人にオーダーをたのむと料理が来ない」「あの人は会計を間違えることが多い」。そういわれて、ますます私はおちこみました。テキパキ動いて仕事を的確にこなしたい、お客さんや従業員に迷惑をかけたくない。そう思って動いていました。でも、気持ちとはうらはらに頭と体がいうことをきいてくれませんでした。いくら気をつけても箇単なミスをし続けるので、また従業員の人たちから「甘えている」といわれてしまう。前の部署でも今の部署でも仕事ができるようにならない、どうしよう……。私は追いこまれていき、いづらさを感じ始めました。

●●●まわりの人の小さな励ましが、私の大きな力になった

このようなことがあったいっぽうで、「高橋さんはおもしろいね」と一部のお客さんからは好かれていました。お客さん数人と食事に行ったこともありました。接客業は不向きですが、プライベートで人とわいわいやるのは向いている、とわかりました。しかし、人数が多いと話のスピードについていけず、ひとりぽつんとなってしまいました。職場のみんなとお店に入ると、いづらさを感じてひとりで黙々と料理を平らげていることが多かったように思います。話の輪に入りたいけれど、話に入っていけないのを「料理があまりにも美味しくて」と、ごまかしていました。こういうことはありましたが、新たな異動先でいじめがなくなり、ある程度自信が回復して私の隠れひきこもりは収まりました。

日本にいる友人が私に対して、励ましの言葉をかけてくれたことも心の支えとなりました。自信がなくなっていく私に対し「人はつねにコンプレックスを持つほうが大物になれるんだよ」「つらかったら仕事なんか辞めても大丈夫だよ。一度や二度の転職くらい、神様も許し

てくれるさ」といってくれたのです。困ったときに支えてくれる人こそ真の友だ、と感じました。また、親戚の叔母から手紙をもらったこともありました。そこには「今日子ちゃんは就職してからたくましくなりましたね」と書いてあったのです。働いてから初めてほめられて、きちんと私の成長を見てくれた人がいることを知り、生きていく励みになりました。本当にたくましくなったのか自分ではわかりませんでしたが、それでも嬉しかったのです。

●●●仕事を辞めて手に職をつけよう

ウエイトレスの仕事をしているときの調理師さんの仕事を見て、人と違ったことができる人たちが素敵に思えてきました。そのうちそれが、手に職をつけたい、とりえがほしいという思いに変わっていきました。自分に自信をつけたいからです。また、職場の人に「高橋さんを見ていたら、人は誰にでもとりえがある、と思えなくなった」といわれて、「私でもとりえがあることを証明しよう！　私に向いている職種で必要な資格を取れば、仕事で不適応を起こさないで済むかもしれない」と思ったのです。

しかし、私になにができるだろう？　私は動作が遅いから、ゆっくりできる仕事のほうが向いているかもしれない……。考えてもわかりませんでした。なにをやっても失敗ばかりで成功した記憶はゼロに近いからです。朝から深夜まで働きづめで、資格について調べる時間や、なにをしたいか考える時間はありませんでした。当時はネットが普及していなかったので、海外で日本の情報を得るのがむずかしかったのです。朝から深夜まで働きづめの仕事を何年も続けることに限界を感じ、ウエイトレスの仕事を辞める決心ができました。しかし、結果がどうであれ、ドイツで働いて後悔はありませんでした。むしろ、働かせてくれた会社には感謝をしています。私がここまで働いてこられたのは会社や親のおかげ。感謝を伝えるなら、これからの人生を無駄にしないで後悔しない生き方をしようという気持ちになれました。

●●●長く苦しいウエイトレス生活からの解放

私は社長に辞めたいという意向を伝えました。私の退職願いはあっさり受理され、私より先に退職願いを出した人たちは後回しになりました。お客さんから私に対する苦情が出ていたからです。会社側は、前々から私を辞めさせたいと思っていたので、格好のチャンスでした。社長からすぐに辞めてほしいといわれ、会社の都合での退職、ということになりました。自分から辞めたいと言ったのに、まるでクビになったような気分でした。人間失格、社会人失格といわれたようで悲しかったです。

不向きな仕事でしたが、ウエイトレスの仕事をして本当によかったと思います。この仕事をして学んだことがたくさんあるからです。人に気配りをすること、人の顔を覚えること。人は自分のことを覚えてもらえると喜ぶこと、「自分に厳しく、人に優しく」することが自分や人の居心地をよくすること、感情をコントロールできるのが大人であるということ、人に好かれるには人に関心を持つこと、なにもしないで後悔するよりなにかをして後悔したほうがよいということ……。これらのことはウエイトレスの仕事をしなければ学べなかったことだと思います。退職日が決まり、これからどうしようか、私になんの仕事ができるのだろうかと悩みました。しかし、これからは苦手なサービス業をしなくていいという解放感と安心感もありました。辞めるときにひとつ、寂しいことがありました。誰も私の送別会を開いてくれず、今までありがとう、お疲れさま、と感謝の言葉をかけてくれなかったのです。いかに自分が迷惑をかけていたか身にしみてわかりました。

私からのお願い5

♣発達障害者が働く職場で暮らすみなさんへ

●スパルタ教育は苦手なのでおだやかな言葉で仕事を教えてほしいです。

●一度に説明されると混乱するので、文字で書いて説明するか、もしくは短い文章で指示してもらえればと思います。しかし、そのようなことを要求すると職場によっては仕事が進まないので、当事者はお願いしづらいと思いますので、心がけてくれると嬉しいです。

●指示をされているとき、指示された内容を変更されると混乱するので、いいたいことが決まってから話してほしいと思います。

●当事者にスピードと正確さの両方を求めるのはむずかしいので、スピードと正確さを必要としない仕事をできるだけふりわけるようにしてください。

●当事者の多くは、つねに仕事で失敗したら怖い、と思っているので、ミスしないよう監視されるとどうしようとおびえ体がうまく動かなくなってしまうのです。失敗しないか心配なのはわかります。しかし、仕事での監視は緊張してさらにミスが増えるのでやめてください。

♣発達障害者と暮らすすべてのみなさんへ

●ネットだと、検索エンジンに入れた内容次第では発達障害関係のＨＰにたどりつきにくいことがあります。発達障害関係のＨＰやブログは本当に興味がある人くらいしか見ない可能性が高いです。テレビや雑誌など、誰の目も入りやすいところで発達障害について積極的に取りあげていただけたらありがたいと思います。

限界へのカウントダウン
――OLという新しい仕事

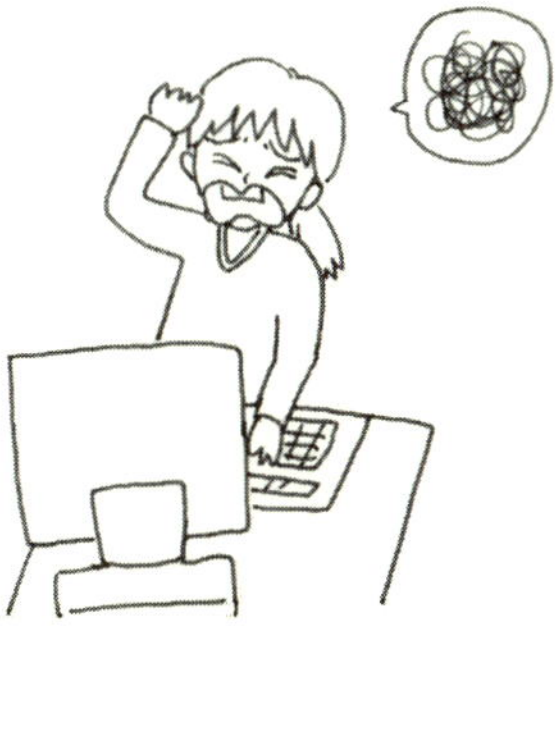

●●●新しい仕事、新しい上司

退職後、帰国し、実家に戻ってすぐに就職活動を始めました。正社員で働きながら自分に向いている仕事を探し、資格取得資金を貯めようと思ったのです。働きながら自分に向いている仕事を探すことにしました。自分の家がいやで家から通えない職場にした私でしたが、家族から怒られてばかりでも自分の家がおちつくと感じました。家族とは考え方や性格があわないのだから、無理に仲よくしなくてもいいんだ、と思い、距離を置いてみたところ精神的にとても楽になりました。家族だから仲よくしないといけないという考えが私を苦しめていたのです。

就職先はすぐに決まりました。コンピューター関係の会社での事務職です。私は、パソコン（ＰＣ）を使っての書類作成、電話応対、雑務の仕事をすることになりました。本社でＰＣの研修を受けてから配属先へ移動することに決まりました。私の部署は40名程度。８割がＳＥ（システムエンジニア）専門の男性社員でした。社員は20代から30代の人たちが多く、私は少し年上の先輩に仕事を教わることになりました。事務職では初めてのことだらけで、とまどいを隠せない私に、先輩は優しく「わからないことがあればいつでも聞いていいよ」と、いってくれました。学生のころ、授業でＰＣを習ったのですが、社会人になってからＰＣを使う機会がなく、最初は電源のつけ方すら忘れていました。キーボートを打つのは遅く、ＰＣ操作でわからなくなると近くの席の人たちに聞いていました。うっかりして変な操作をしてしまい、何度もＳＥさんを呼んだことがありました。

電話応対の仕事は、初めてだったのでなかなかなれず、電話を取ることはできても、電話の転送を覚えるのが大変で、取った電話を違う席の人に転送してしまう、間違えて電話を切ってしまうなどの同じミスが続きました。しかし、ウエイトレスをしていたときと違い、事務職は接客がないので、あまり体力や精神を消耗せずに済みました。ウエイトレスより事務職が向いているのかもしれない、とそのときは思いました。

●●●お昼休みは苦痛だった

女性社員さんたちは何人かでグループを組んでお昼を会議室で食べていました。男性は自分の席に座り、ひとりで食べている人が多かったのですが、女性がひとりで食べるのは浮いて見えました。「なんでほかの女性社員の人たちといっしょに食べないの？」と聞かれたくないですし、いっしょに食べる人がいない寂しい人、と思われるのはいやなので、同じ部署の女性と食べました。

昼休みは苦痛でした。みんなの話についていけないのです。1対1ならついていけるのですが、何人かいると話のテンポについていけないというのもあり、緊張して、人見知りをしてしまいました。話す内容は洋服やブランド、メイク、恋愛、日々のたわいないできごとなど、私に縁がないことばかりでした。なぜなら、私は人並みに社会生活を送るのに精一杯で、オシャレや恋愛、身なりに気を使うゆとりがなかったからです。私はブランド物を持てるほど精神的に自立できておらず、オシャレをすると、子どもっぽい中身にあわず、外見だけが浮いてしまうので、中身とあった野暮ったい格好をしていました。化粧は口紅と眉さえ書いていればよい、と思っていました。恋愛には興味がありませんでした。過去に男の人とおつきあいをしたとき、言葉の暴力やＤＶにあったのです。なので、私に恋愛なんて無理だろうと思っていました。

でも、みんなの話に興味があるふりをして話を聞いていました。日々のたわいないできごとを話せば、とぼけた発言をしてしまうので話すのは苦痛でした。

●●●監視されて、さらに緊張

事務職でも、誰でもできるようなことができませんでした。メール送信のとき、件名や自分の名前の入力、ファイル添付を忘れてメール送信をしたことが何度かありました。間違えて違う人にメールを送信したこともあります。ほかにも、コピーの枚数を間違える、電話応対で何度も聞き返し相手に怒られる、重要書類をシュレッダーにかけるなどのミスはいつまでも続きました。

先輩は私のミスがあまりに多いので、イライラしていました。「高橋さん、早く仕事を覚えて」とよく注意されましたが、覚えたくても体と頭がついていきませんでした。そこで、どうすれば早く仕事が覚えられるか聞いてみました。忘れないようにメモを取りなさいと接客業のころからいわれてきたことを実行してみましたが、それでも仕事は覚えられませんでした。「なんでこんな簡単なことができないの？」ともいわれました。ほかの人たちにとっては簡単でも、私にとっては到底できるようにならないことのように思えました。

仕事内容の多くはワード、エクセルを使った書類作成でした。私は操作がわからず、毎日悪戦苦闘していました。混乱するとパソコンが固まったから、とパソコンの電源ボタンを押してオフにするような、人が想像できないようなミスをしてしまいました。

あまりにもミスをするので先輩は指導役だけでなく、私の監視役にもなりました。電話応対のとき、先輩に聞き耳を立てられると緊張してさらに聞き取れなくなり、パソコンを使っているとき、先輩が自分の仕事をしながら、チラチラと私を監視しているので仕事がしにくくなりました。監視されると、緊張で頭と指が固まり、さらに入力ミスをしてしまい、怒られました。

それでも、何度も先輩に聞きながらパソコン操作をしました。あまりにも覚えられず質問が多すぎるので、ついに先輩は怒ってしまい、だんだん感情的になってきました。「何回教えればわかるの、いい加減にして！」「このあいだも教えたのに！」。ときには人目がつかない場所に呼び出されて怒られたこともありました。怒られるなら人がいるところで怒られたほうがましでした。人目につかないので先輩がさらに強く怒ってきたからです。しかし、いくら私を教えても先輩の給料はあがりません。私はだんだん、先輩に申し訳ない気持ちになってきました。それから先輩が怖くて聞けなくなり、ＰＣ操作でわからなくなったらマニュアル本で調べ、どうしてもわからなければ先輩以外の人に聞くようにしました。いつまでも覚えられない自分、怒られるのがいやだからと先輩以外の人に聞きに行く自分が困難から逃げているようでいやでした。私は少しでもつまずくと自信をなくしてしまうのです。自分に自信がほしいです。しかし、どうすれば自信がつくかわかりませんでした。

●●●ひきこもり予備軍

ウエイトレスの仕事も事務職もできない、私はダメ人間だ。私の自尊心はさらに低下していきました。私だけ同世代の人たちから取り残されたように思えてきたのです。同世代の人たちは迷惑をかけない程度に仕事をこなせて幸せそうに見えました。なんでも苦労しないでできて、まるでスーパーマンみたい、と思いました。私にとって、人に迷惑をかけないように仕事をこなすのは至難の業なのです。

また、周囲の人たちに引け目を感じ、人との出会いが怖くなりました。私のことを馬鹿にしているんじゃないか、と思ってしまい、人の発言が気になって仕方がなかったです。そんなふうに感じるのは、今まで受けたいじめが原因だと、発達障害の診断をした先生がいっていました。つねに馬鹿にされているような感じがして、初対面の人と話すと人から見下されている気分になるのです。自分に自信がないから引け目を感じているだけかもしれません。私の第一印象を聞いてみると、「地味」「真面目」「おとなしい」「しっかりもの」「頭がよさそう」とよくいわれます。第一印象はいいけれど、フタを開けてみると実は違った、と前の職場の同期にいわれたことがありました。いまだに人と話すと「話の内容が理解できていない」「なにを話しているのかわからない」「日本語がおかしい」「また、変なことをいっている」と、いわれるのです。そしてそういわれるたびに「私は人とかかわれない、ろくに会話もできない、ダメ人間なんだ」とおちこみました。つねに批判されるくらいなら、誰とも話さないほうがまだいい、と思っていました。

家ではもともと家族とあまり話さないほうでしたが、ますます話さなくなりました。かかわるのは私のことを理解してくれる専門学校時代からの友人だけ。休みの日は人と会うより、スポーツジムに通い、家でお菓子や料理を作ってすごすことのほうが多かったです。

本当は友だちを作りたかったのですが、人見知りが直らず、話をしたくても話がはずみませんでした。それに、友だちがほしいと思って、頑張っていろんな人に話しかけてみても、相手は私と友だちになる気がない、と話した感じと態度でわかるのです。友だちは今でもほしいですが、社会に出てからは自分から話しかけるのに疲れてきました。私にあった人がいないだけだろうか？　たとえ、天涯孤独になるとしても仲よくする人は選びたいです。「寂しいから」という理由でうわべだけの友だちは作らないようにしました。

●●●資格取得費用のために必死の節約

私の適職は事務職ではないだろうとじょじょに感じてきました。仕事を終えて時間があるときは本や、インターネットでいろいろな資格、仕事を調べました。若さはいつか消えますが、資格を取って技術を磨き続ければ自分のなかに残るかも、と思ったのです。調べてみると資格はたくさんあり、どれが私にとって向いているのかわかりませんでした。

資格を取るにはお金がかかるので、貯金に励みました。職場には、毎日お弁当と自宅で煮出したお茶を持参し、食事に行くときは一番安い料理を注文しました。外食はひかえ、自宅で食事をするようにしました。お菓子はできるだけ買わないで、食べたければ自分でお菓子を作りました。髪は無料で切ってもらえるカットモデルを利用しました。カラーリングはせず、ヘアムース、ワックスは使わないようにして、化粧は控えめにしました。洋服、靴はバーゲンで買いました。長く着られて着回しの利く服を買い、バーゲン前に下見をし、元値が安い服は買わないようにしました。安物買いの銭失いにならないようにするためです。

そのほか、いかなるものでも衝動買いをせず、考えてから買いました。スカートはストッキング代節約のため、あまり履かないようにしました。携帯電話は持たず、メールはＰＣの無料メールから送信しました。金券ショップでテレフォンカードをまとめ買いし、外出先では公衆電話を利用しました。CDは買わないで、レンタルをして聴きました。ビデオは借りず、テレビで放送するまで待ちました。外出するときは自宅で煮出したお茶を持参しました。大のタバコ嫌いなのでタバコは吸わず、お酒は苦手なのでつきあい程度にしました。成分献血をすれば、ジュース飲み放題、お菓子食べ放題で図書券がもらえるので献血には積極的に行きました。病院代節約のため、健康に気をつけ、規則正しい生活をして夜遊びは控えめにしました。以上が私の節約術です。大変そうと思われるかもしれませんが、普段からこのような生活をしていたので大変ではありませんでした。

●●●トイレで昼ごはんを食べる

事務職を始めて4、5か月目くらいのときのことです。先輩が個人のHPを持っていると聞いたのでアクセスをし、そのなかにある日記を読んでみると、なんと私のことが書いてあったのです。「新しく来た人（私のこと）は何回教えても仕事を覚えてくれない。人を教えるのは大変だな、と思った」。おちこみました。まるで全校生徒の前で怒られている小学生のような気分でした。しかし、仕事ができない私が悪いので仕方がないと割り切ることにしました。

だんだん月日が経つにつれて職場にいづらくなってきました。職場の女性たちといっしょにお昼を食べるのが苦痛で、グループからはずれることにしましたが、グループからはずれても誰もなにもいいませんでした。女性がひとりで食事をするのは浮いて見えました。恥ずかしいので人気のないところに行き、人が来ない階段などでひとりでお弁当を食べました。それでも、人が来てしまうので、次はトイレの個室で食べるようになりました。

●●●私はいてもいなくても同じなの？

働いて4か月後、先輩からメールが突然届きました。「会社を辞めてほしい。いくら仕事を教えても覚えないからいっしょに仕事をしたくない」と書いてありました。ショックで涙が出るくらいおちこみましたが、会社を辞めてといわれる私が悪い、仕方ないと思いました。しかし、学生時代の友人に相談をすると「いっしょに働きたくないというなんておとなげない、いっしょに働きたくなくても働くのが大人だ」といってくれました。友人が私を責めなかったことは驚いたと同時に嬉しかったです。今まで、なにをしても家族や周囲の人たちに、ミスをしたあなたが悪いと責められて生きてきたからです。

会社を辞めようかと思ったので、上司にメールのことを相談しました。それから、上司と私と先輩の3人で話しあいをしました。先輩は私が単純なミスばかりしている事に対して我慢の限界がきた、といっていました。私の部署を変えるという話があったのですが、先輩が

「会社を辞めて、とはいわない」という約束をしてくださり、ことは収まりました。しかし、先輩から反省や謝罪の言葉はありませんでした。それから先輩が私にきつく接することはなくなりましたが、なにかいいたいのをがまんしている様子がヒシヒシと伝わってきて、仕事がしにくくなりました。先輩に我慢させて申し訳ない気分でした。先輩の態度から私と口をきくのがいやなのがわかります。挨拶をしてもぶっきらぼうでした。毎日が苦痛でした。パソコンに表示された時計を見て「早く定時になってほしい」と思いながら仕事をしていました。

ただ、先輩に会社を辞めて、といわれてから気づいたことがあります。私はいい方がきついのかもしれないということです。子どものころからきつくいわれることが多いので、人に対し、きつくいっていいのかもしれないと誤解をしていました。でも、それは間違いで、言葉を選んで話すのが正しいのだとわかりました。誰よりもミスが多いので周囲の人たちの言葉がきつくなるのは当然だったのです。

気をつけても気をつけなくてもミスが減らないので、ミスをしないように、怒られないようにと気をつける気力がなくなってしまいました。そして、そんな無気力な自分にいやけが差しおちこみました。働いて半年以上経つとまわりの人たちはあきれて私にあまり注意をしなくなりました。よかった、とは思えず、逆になにもいわれないつらさを感じました。もう私は必要ない、いてもいなくても同じなのかもしれない。事務職をして1年半で部署の異動がありました。なので、先輩との人間関係で悩むことがなくなりました。

●●●どの仕事でも不適応

新しい部署ではお客さんとの問いあわせセンターで、ネットにかんするパソコン操作の相談対応の仕事をすることになりました。電話回線が少なくなかなかつながらないので、つながらない不満をぶつけられることがありました。私は、お客さんの相談内容が理解できなくて、お客さんが困ったことをどう解決すればいいのかわかりませんでした。普段、自分の仕事のミスすらわからないのに、人の困っていることが解決できるはずがないのです。ときには「この仕事向いていないいんじゃないですか？」とお客さんからいやみをいわれました。パソコンにマイクがついている特殊な機械を使って電話応対をするのですが、操作方法がわからず、いくら教わっても覚えられなくて、「覚える気がないの？」と指導係の人をいつも怒らせていました。覚える気もやる気もあるのですが、それでも覚えられないのです。私はなにをやってもダメなんだとおちこみ、そのうち電話の着信が怖くなり、電話に出られなくなってしまいました。限界を感じた私は部署を変えてもらえるようにお願いしました。

次は入力の仕事をすることになりました。入力が遅く、ミスが多い私はよく注意をされました。スピードと正確さが求められていたので、私には不向きだったのです。ゆっくりやればミスが減るのですが、ほかの人の仕事量が増えるので、それはできませんでした。そこでも仕事ができない私は引け目を感じ、誰よりも早く出勤をして、普段のミスの罪ほろぼしをしていました。月日が経つにつれてこの仕事が苦痛になっていきました。

「異常者」のレッテルははがせない

――うつ病との闘い

●●●体がだるい

2000年の5月ごろから体に異変を感じ始めました。朝起きるとだるく、気分が重いのです。朝、昼、夕方になるにつれて気分が軽くなったので、最初のうちは疲れのせいだと思っていました。そんな日々が1か月ほど続きました。いつもと違うことをすれば気分も晴れるだろう。そう思って、いつもはしない遠出をしましたが、それでも気分が晴れませんでした。「なんでこんなに気分が晴れないのだろう?」。そのうち、好きなテレビ番組に興味が持てなくなり、人と会うのがおっくうになっていきました。気分はうつうつとするし、よく眠れなくなり、自分の精神状態がだんだん悪くなっているのを感じました。

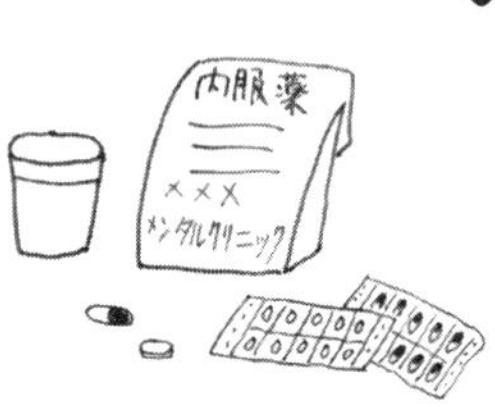

これはいったいなんだろう？　症状をインターネットで調べてみると「うつ病」の症状そのものでした。えっ！　まさか？　うつ病を治すためには、精神科に行き、投薬、カウンセリングなどで治療を行うことや、症状が重い場合は入院をするときもあることが、そこには書かれていました。精神科は今まで行ったことがありませんでしたが、この症状をなんとかしたいと思い、近所の精神科に診察の予約をしました。

●●●「よく頑張りましたね」。先生の一言が嬉しかった

クリニックに入るところを知りあいに見られたらどうしよう。精神科に対する偏見のようで、今でこそよくないと思いますが、知っている人に私が精神科に行くところを見られたくなかったのです。風邪をひいたからと内科に行くのとは違い、精神科は気軽に行きにくいところでした。それと同時に、精神科に行くのを恥ずかしがる自分を恥ずかしく思いました。

クリニックの待合室では、きちんと自分の症状をいえるだろうか？　と不安でたまらず、待合室においてある雑誌を読んで気持ちを紛らわせました。診察前にカウンセリングルームに呼ばれ、臨床心理士さんに私の今までの経歴を聞かれました。子どものころのこと、学生時代、社会人になってからのこと、家庭環境などを話しました。その後、しばらくしてから診察室へ呼ばれました。先生に症状を聞かれ、「うつうつとする、眠れない、ものごとに関心

が持てない、やる気が出ない、朝起きると気分が重く、夕方には元気になる」などの症状を伝えました。

先生「うつ病ですね」

やっぱり。ショックではありませんでした。

先生「自殺したいと思いますか？」

私「いいえ」

いやだ、死にたくない。生きたい。当時、私は歯の矯正をしており、きれいな歯並びになるのを夢見ていたので、死にたいとは思いませんでした。

先生「うつ病はかならず治ります。だから自殺をしないでください！　死にたくなったら連絡をください。私がとめます」

力強い言葉でした。先生の言葉を聞いて絶対に、なにがあっても、どんなにつらくても自殺は絶対にしないと心に決めました。

私「うつ病になるのは私が弱いからでしょうか？」

先生「うつ病になるのに、強い弱いは関係ありません。真面目で頑張りすぎる人、几帳面な人がなりやすい心の病気です」

診察を受けた当時、うつ病は「心の病気」といわれていましたが、現在では「脳の病気」といわれています。私が弱虫であるせいでうつ病になったのかと思っていたので、性格と無関係で安心しました。

先生「高橋さん、今まで大変でしたね、よく頑張りましたね」

私「ええっ！　私、頑張ったんですか？」

驚きました。周囲の人たちからは、努力が足りない、甘えているといわれてばかりだったからです。そういわれないよう、無意識に頑張って、それでも結果が出ず、周囲からまたいわれて、さらに頑張って……という繰り返しのなかで、頑張りすぎるようになっていたのかもしれない、と思いました。

先生「高橋さんは頑張りましたよ。頑張りすぎたくらいです」

嬉しくて胸がいっぱいになりました。先生はわかってくれたのです。今までつらかったことが一瞬で吹き飛びました。ああ、私は今までずっと人から「頑張りましたね」といわれたかった、認められたかったのだとわかりました。今まで「頑張りなさい」といわれるだけで、「頑張りましたね」と人からいわれたことがなかったのです。

治療は薬物治療と聞きました。薬がないと精神を保てない人間のように思え、いやでしたが、服用しないと治らないので服用することにしました。期間が短くなるのを望みました。先生からは、なにもしないで薬を服用して休養をするようにいわれました。「なにもしないのは不安だ。なまけものに見られないだろうか?」。クリニックで処方箋をもらい、薬局で薬を購入して帰りました。どうしよう、家族にうつ病なんていえない、薬は隠れて服用しようかな。だんだん不安になってきました。

●●●同じ病気をもつ人たちとの出会い

私は家族に黙ってうつ病の治療をすることにしました。家族に知られるとうつ病になったことを非難されるかもしれないからです。しばらくはこっそり薬を服用して、知られたときにどうするか考えようと思いました。職場でもうつ病のことは内緒にしました。恥ずかしくていえなかったのです。職場では元気な人と同じくらい、仕事をこなしていましたが、毎日、決められた量の薬を服用していました。病院には2週間に1回診察に行き、薬をもらっていました。病院の診察室以外で「私はうつ病です、こういう症状がつらい」と自分の気持ちを吐き出せなくてつらかったです。うつ病を受けとめてくれて、うつのつらさが吐き出せる場所がほしい、と思っていました。できれば身近な人たちにうつ病だといいたかった。でも、「うつ病なんていったら、白い目で見られるかも」と思い、いえませんでした。「うつ病は気の持ちようだ」「うつ病になる人は弱い人間」「うつ病だなんていって甘えている」などといわれるのが怖かったのです。そんなことをいわれたらさらにおちこんで、もっとうつの症状が悪化していたかもしれません。私自身も自分のことを「甘えている」「弱虫だ」「人間失格だ」と思っていました。病院以外では精神的に元気な人のふりをしていました。

うつ病と診断が出てから、私はうつ病の人たちが集まるＨＰに行くようになりました。そこの掲示板で自分の気持ちを書き込んだところ、同じうつ病の人たちからメールがきて、何人かとメールのやりとりをするようになったのです。ＨＰやメールでお互いのつらい症状を書き、情報交換をすると気が楽になりました。つらいのは私だけではない、私だけが特別な病気になったのではない、と思えてきました。ときには、失礼なメール、非常識なメール、心ないメールがくるときもありましたが、こういう類のメールは無視をしていました。気をつければネットはとても便利なコミュニケーションツールになるのだと知りました。

●●●悪化するばかりの毎日

初診を受けてから1か月が経ち、薬が効き始め、不眠は解消しましたが、ほかの症状は改善しませんでした。いまだになにをするのもおっくうで、いつも楽しく見ているテレビ番組もつまらなく感じました。世の中のニュースには関心が持てないままでした。しかし、なぜかネットと好きな連続ドラマを観る気力はありました。「いったいいつになれば治るのだろう？」。それがわかれば、症状が軽減されるかもしれない。できれば、家族にうつ病だと気づかれる前に治ってほしいと願いました。効果が出ないので、強い薬に変わりましたが、それでも症状は改善せず、悪くなるいっぽうでした。うつ病になる前と同じ量の仕事をこなしながら隠れて治療をすることによって神経を使っていたからかもしれません。

うつ病になったばかりのころは、自分でも驚くくらい食欲があったのですが、だんだん食欲が落ちてきました。胃の具合が悪いからではないのはわかります。なにを食べてもおいしく感じないのです。料理の味つけがよいのはわかるのですが、心がおいしいと感じないので食べるのがつまらないのです。日中はうつうつとした気分が続きました。運動をするとうつうつとした気分が一時的に消えるので、スポーツジムに通っていました。

●●●とうとう家族にカミングアウト

うつになって2か月が経ち、職場ではいつも以上に仕事のミスが増えました。ミスの多さを周囲から指摘され「しっかりして」といわれました。日中は気分のおちこみが激しいので仕事に集中できないのです。職場の人たちは元気で、イキイキとしているように見え、それに比べてなんで私は……、と思うとさらにおちこみました。

私はだんだん自分の身だしなみに気をつかうのがおっくうになり、化粧をするのが苦になってきました。服を買う意欲もわかず、髪型はどうでもよくなりました。あたりまえのようにしていた電車通勤が、面倒になりました。電車に乗ることがこんなに大変だったとは思いませんでした。ものごとの決断をすることが苦痛でできなくなりました。もう限界だ。そう思いました。診察では先生が「家族に話したほうがいい」とおっしゃいました。もう、ダメだ、これ以上隠せない。いおう、と決意をしました。

私は休日に家族にカミングアウトをしました。家族全員驚いていました。母と姉からはうつ病になった理由を詮索されました。しかし、私は当時、なぜうつ病になったのかわからなかったのです。そんな私を母と姉は「よく考えなさい」「考えないとわからないでしょう！」といい、責めました。母は「うつ病になったことをおばあちゃんに話してはダメだ。なにをいわれるかわからないから」といいました。祖母は昔の人なので、うつ病を理解できるとは思えなかったのでしょう。父は「うつ病になるのは弱い人間だからだ、薬で精神を治そうとするなんて間違えている」と、私をなじりました。やはり、私の予想どおりの反応でした。いわなければよかったとは思いませんでしたが、私の病気を受けとめてもらえないことに憤りを感じました。

後日、うつ病に理解のない母を診察に連れていき、先生に会わせました。先生はうつ病の説明をし、励ましてはいけない、休ませてあげるなどうつ病の人との接し方についての説明もしてくださいました。病気のことを理解するため、母は先生からうつ病の本を渡されました。それから母は理解をしたのかどうか知りませんが「うつ病の原因はなにか考えなさい」といわなくなり、気が楽になりました。姉はすでに結婚をして実家を出ていたのでなにもいってきませんでした。父は私の病気に対して無関心でした。

●●●起きあがりたくても起きあがれなくなって……

うつ病は一向によくならず、だんだんと強い薬が処方されるようになりました。すると、眠気、のどのかわきなどの副作用があらわれるようになってきました。そしてとうとうある朝、薬が原因で眠気に襲われて、通勤電車で乗り過ごし会社に1時間も遅刻をしてしまったのです。ですが、会社の人たちには怒られず、逆に心配をされたのでとまどってしまいました。会社の人たちは驚いた顔をして「高橋さん、その顔どうしたの？」と聞いてきました。驚いた私は洗面所に行き、鏡で自分の顔を見て愕然としました。目が死んでいるのです。顔色が悪くてとても私の顔には見えませんでした。

仕事中はいつも副作用の眠気と戦っていました。眠気を覚まし、のどのかわきを抑えるために、濃い目の紅茶を何杯も飲みながら仕事をこなしました。日常生活では身じたくがおっくうになり、なにを着ようかと考えるのが面倒でハンガーにかけてある服を適当に着ていました。ノーメイクで仕事をするわけにはいかないので、やっとの思いで毎日化粧をしました。きれいに見せたいから化粧をするのではなく、ノーメイクだと注意されると思ったからです。運動しないと太るので、ジム通いは続けました。毎日お風呂に入ることも続けました。うつ病になったのが梅雨か夏以外ならお風呂にあまり入らなかったかもしれません。また、毎食後3回の歯磨きは欠かしませんでした。当時は歯の矯正治療中だったので、口のなかに装置が入っており、食べたあとにきちんと歯磨きをしないと虫歯になってしまうといわれていたからです。

うつ病になって3か月経ったころ、目が覚めても体が動かなくなってしまいました。起きあがりたくても起きあがれないのです。うつうつとした気分が今までよりも強く感じられました。「うつうつうつ……」という音がどこかから聞こえているようでした。やっとの思いで起きあがり、朝食を摂ろうとしましたが、目の前に置いてあるはしを持つのがおっくうになってしまいました。「はしすら持てないなんて！」と、愕然としました。

どんどん症状が重くなっているのです。もうダメだ、今日は会社を休もう。私は会社に電話をして休ませてもらうことにしました。どんどん自分がダメになっていると感じました。その日は朝から布団にもぐりこみました。気晴らしにテレビを見ようとしても、目の前にあるリモコンを取ることすら面倒でできません。あたりまえに、なにの苦労も感じずにできていたことができなくなってしまい、絶望的な気分になりました。テレビに映っている人たちは、日常生活をあたりまえのようにこなしており、それができない自分におちこみました。テレビを見ても気晴らしできず、うつうつとした気分が収まらないまま寝ることにしました。寝ているときだけはうつうつとした気分がなくなったからです。

私は、休職させてもらう決意をしました。会社にいってどんな反応が返ってくるかは、もうあまり気にしませんでした。とにかく休職させてもらえればなんと思われてもいいと思いました。

●●●もう「頑張って」といわないで！

次の日、職場の上司に休職願いを出しました。

私「病院でうつ病と診断をされていて、気分がうつうつとして仕事をするのがつらくなってきたので休職させてください」

上司は「ええっ！　うつ病？　高橋さん元気そうだけど？」と驚いた口調でいいました。元気そうか……。今だって気分のおちこみがあって苦しいというのに。まるで私がうつ病だと、嘘をついているようでした。

私「担当医から休職を勧められているくらいなんです。お願いします」

私は必死でした。上司は突然の申し出で慌てていました。

上司「今は人が足りないから休職はできないよ。高橋さんの代わりの人を雇わないと。代わりの人を探すから。だから、それまで頑張ってね」

待たないといけないの？　病気なのに働かないといけないなんて。会社の都合があるから仕方ない、と思えるゆとりはありませんでした。上司は職場の人たちに私がうつ病であることを伝えました。職場の人たちはどのような反応をしたらよいかわからずとまどった表情をしていました。上司は私の仕事の負担を減らすよう、みんなに指示をしてくれました。私が原因でみんなに迷惑をかけてしまい、情けなかったです。職場のみんなはとまどいながら「高橋さん大変ね。頑張ってね」「おいしいもの食べれば元気になるよ。頑張って」と、励ましてくれましたが、そのたびに私は「やめて！　もう私、頑張れないよ」と心のなかで叫んでいました。つい「頑張って、といわれると、壊れた車にアクセルをかけられているみたいでつらいです」と、いってしまいました。みんなはなんと返したらいいかわからず、なにも答えませんでした。

うつ病の人の気持ちはうつ病の人でないとわからないのだと思います。「頑張って」といわれると、「頑張って結果を出さないといけない」といわれている気分になりました。「頑張って」という言葉は人を励ますときによく使われる言葉ですが、ときには人を追いつめる言葉になる、と知りました。「頑張れない私は人間失格なのだろうか？」と追いつめられたような気分でした。

●●●とにかくなんにもしたくなかった

友人であってもうつ病であることを伝えるのは恥ずかしいと思っていました。しかし、親しい人に肝心なことを話さないのは心苦しかったので勇気を出して伝えました。友人に「私はうつ病だ」と、伝えると驚かれ「本当？　うつ病の症状をいえばうつ病と診断されるんじゃないの？」と、すぐには信じてもらえませんでした。一瞬、嘘つき呼ばわりされているようで傷つきました。そのときの私は人のささいな言動で気持ちが不安定になり、傷ついてしまいがちだったのです。しかし、うつ病で人と会うのも話すのもおっくうで……と、具体的につらい症状を訴えると、理解してくれました。後日、友人は私を元気づけるため、どこかでかけようと誘ってきました。ありがたいのですが、友人の好意は受け取れませんでした。私にとって「でかけよう」「気分転換しよう」という誘いは拷問だったのです。

「なにもしたくない、なにも励ましの言葉はいらない、今ほしいのは休息。なにもさせないで。休ませてほしい。元気が出るまで、そっとしておいてほしい。でも、私を見捨てないで。見守るだけでいいから！　元気になったら相手にして。なにもしないで休める環境がもらえればそれだけでいい」。これが私の願いでした。まわりの人たちは本人がうつ病であっても見捨てずに見守ってくれたらと思います。そうすると本人も安心し、うつ病の治療に専念しやすくなるからです。

●●●病気に苦しみながらの引継ぎ作業

さいわい、私の代わりの人はすぐに見つかりましたが、その引継ぎ作業をするのは私の役目でした。私の代わりの人が来たのだから、私がやるべきだといわれたのです。うつ病の症状で苦しくて1日も早く休みたい私にとってそれは悪魔の宣告に聞こえました。上司はうつ病の理解をしていませんでした。

本当は誰かに引継ぎを代わってほしいくらいでしたが、引継ぎしないと私は休職できないので引継ぎ作業をしました。人に仕事を教えるというのはエネルギーがとても必要で、うつ病で集中力が落ちていて教える手順を抜かしてしまうというミスをしてしまいました。教えているときに私もわからない部分が出てくることも多く、周囲の人に助けてもらいながら、なんとか引継ぎを終えました。いざというときのために自分で仕事マニュアルを作っておいたのが救いでした。仕事ではいつなにがあるかわからないので普段から仕事のマニュアルを作成するのは大事だと思いました。

●●●「弱い人はいらない」

引継ぎが終わり、休職ができると思っていたのですが、本社から連絡があり、社長のところに来てほしいとの連絡を受けました。後日、指定された日時に本社へ行くと、社長の口から直接「うつ病だと聞いたよ。過去にもそういう人がいて辞めさせたことがあった。この会社にはうつ病になるような弱い人はいらないんだ」といわれたのです。うつ病になる人がみんな弱い人間というわけじゃないのに。あまりにもうつ病に対して理解のない社長でした。しかし、怒りよりもホッとした気持ちのほうが強く、こんな会社ならクビになっていいや、休めればどうでもいいや、とすぐに思いました。その当時の私にはあまり考える気力がなかったのです。うつ病で気分がおちこんでいるので、いい返す気力も起きませんでした。

会社を出ると、解放感を感じました。「これでやっと休める」とホッとしました。2000年8月のできごとでした。

静養生活の始まり

それから静養生活が始まりました。とくに静養開始から3か月間はなにもする気が起きませんでした。静養期間中は朝6、7時台に起きて朝ご飯を食べ、食後に薬を服用し、副作用で頭がぼんやりするので、午前中は寝ていました。昼近くに起きてお昼を適当に作って食べていました。体のため、食事はきちんと摂っていたのです。

昼食後に薬を服用し、ジムで運動をしました。家にずっといたら太ってしまうからです。通院日は病院へ行きました。夜と寝る前に薬を服用し、早く寝るという生活を繰り返していました。両親はそのような生活をしている私を責めなかったので、助かりました。私に対し、内心どう思っていたのかはわかりません。怠けている生活に見えるかもしれませんが、なにもしない時間を持つということは、うつの治療には大事なことなのです。

仕事に行けない私は、会社に行ける人たちのことを尊敬しました。スーツを着て電車に乗って通勤するという行為は当時の私には拷問でした。そんなことをすればうつうつとして道端に座り込んでしまうか、通勤途中で引き返してしまったでしょう。

このころ、よく考えていたのは私は今までの人生で誰からもほめられたことがなかったな、ということです。なにをしても失敗ばかりで責められ、ときには失敗をして人格否定をされることもありました。学校や社会、家にも私の居場所はなく、どこで私を迎え入れてくれるのだろうか？　と不安でした。

●●●過去のいやなできごとと向きあう

父からは小さいころから精神異常者扱いをされ、大人になっても言葉の暴力を浴びて生活をしていました。「精神異常者」「気違い」「お前みたいな神経質な人間は早死にする」「将来はロクな人生じゃない」「いつか殺されるぞ」「異端者」「早く家を出て行け」などさまざまないい方でなじられました。子どものころは泣きながら父に抗議もし、反抗もしました。でも父には届かないのです。私はうまく言葉で伝えられず、反抗をしてもけんかになるだけでした。「いつか殺されるぞ」「将来はロクな人生じゃない」など先が見えない将来のことに対しての暴言を吐かれ、本気にして布団をかぶって声を殺して泣いたことが何度もありました。それでも、子どものころは父がいいすぎだ、とは思いませんでした。私は、父のいう通りの人間なのだから、暴言を吐かれても仕方がない、と真に受けていたのです。

家庭に誰かかばってくれる人がいたら、少しは心の持ちようが変わったかもしれません。大人になってから「私はそんな人間ではないのでは？」と薄々思いましたが、異常者のレッテルは自分ではがせませんでした。はがしたいけれどはがせないのです。はがせるようになったのは結婚をして実家を出てからでした。家族のように私を非難する人たちとは離れて暮らしているので、今は心の傷がいくらか癒えました。

私の両親は経済的には支えてくれましたが、精神的には支えてくれませんでした。父に暴力を振るわれても母と姉は無視しました。今まで2人が精神的に支えてくれた記憶はまったくありません。かばうどころかいっしょになって責めるだけでした。実家は外から見ればなんの問題のない家庭に見えるのですが、そのような調子ですから、私は家族の温かさを知りません。テレビドラマで温かい家族を見ると「私もそのなかに入れてほしい」と思っていました。なにかあったとき「かばって」と思う私は傲慢なのだろうか？　かばってもらうのがやさしさ、と思うのは間違っているのだろうか？　と思っていました。

自宅療養中はずっと、このようなことをひとりで考えていました。本当はなにも考えないでうつ病を治すことに専念すればいいのですが、考えずにはいられなかったのです。過去のいやなできごとがすべてフラッシュバックしてきました。私はほめられたことが本当にないのだろうか？　通知表の評価欄を見れば書いてあるかもしれないと思い、小学校から高校までの通知表の担任の先生からの評価欄を読んでみました。学年があがるにつれて成長している部分があるとわかり、少しだけホッとしました。でも、私はダメな人間。同世代の人たちよりなにごともうまくできないから、人並みの社会生活が送れないんだ、と思ってしまい自分で自分を認めることができませんでした。将来は結婚も就職も無理だろう、私と結婚したいという人なんていないだろうと思っていました。ひとりでも生きていけるようにしよう、就職を諦めたら食べていけなくなってしまう。当時は「食べていけないかも」という生活の窮地をあまり感じませんでした。親元に住んでいたので食事と住まいに困らないからです。家族がいやだと思いながら家族に甘えている自分は勝手だと思いました。

●●●「自分にごほうび、あげてますか?」

静養したてのころは、夢も希望も持てず、絶望していて、なにもかも後ろ向きに考えていました。これからずっと幸せにはなれないのだと思っていました。適職がわからない、自分のできる仕事を探さないと将来が不安だ、学生のときに将来のことをよく考えればよかった、と診察でときどきぼやいていました。

病院では担当の先生に「高橋さんは自分に厳しいですね」といわれました。私は自分に厳しいの？　そんなことをいわれたのは初めてでした。いつも人から「あなたは甘えている」といわれていたからです。先生が「向いている仕事を見つける、やりたい仕事を見つけるのはむずかしいですよ。私は10年以上医者をやっていますが、適職かどうかわかりません」といいました。適職を探すのは大変なのでしょうか？　また、先生とはこんなこともお話ししました。

先生「頑張った後は自分にごほうびをあげていますか？」

私「いいえ……」

自分にごほうび⁉　いままで思いつきもしませんでした。私にごほうびをもらう資格なんてあるのでしょうか？

私「ごほうびって、なにをあげればいいいんですか？　ブランドのバッグやアクセサリーですか？　そういうものには興味ないいんですけど……」

先生「それなら、頑張った後に休養するとかでもいいんですよ」

働いていたころ、周囲の女性従業員たちは自分へのごほうびに、とブランド物や時計などを買っていたのを思い出しました。私は、ごほうびとは人から与えられるものだと思っていたので驚きました。また、休養もごほうびになると知り、目からうろこがおちました。周囲の人たちは努力して成果が出ているからごほうびを自分に与えられる資格がある、でも、努力しても結果を出していない私にはごほうびを自分にあげる資格はないと思い、今まで自分にごほうびを与えたことがなかったのです。これからは、結果がどうであれ、頑張ったら休養というごほうびをあげようと思いました。

●●●そのままの私でいてはいけないの？

私はグズでノロマなバカで弱虫です。とりえはありません。なにをやっても人並み以下、失敗して責められてばかりで誰からも必要とされませんし、理解もされません。一番理解してほしい家族ですら私を認めていないのです。家族と完全に縁を切ってひとりで生きていこう、または私を理解してくれる人と結婚して家を出ようと思ったこともありました。しかし、それが実行できるほど私は強くないのでできませんでした。行動にうつせない弱い自分がもどかしかったです。実家がいやだからといって、適当な誰かと結婚することもできませんでした。

「このままの君でいて」「今のあなたでなければダメなんだ」というような歌を聴くと私もいわれたいなとよく思いました。誰か、世界中でたったひとりでもそういってくれたなら、救われたかもしれません。「私は存在してもいい、私は私のままでいい」と思えたかもしれません。その反面、私にはそういわれる資格がないと考えてしまいます。なにをしてもほかの人から見ると信じられないようなことばかりしているからです。

「なんでそんなことをしたの？」「なにを考えているのかわからない」「あなたが理解できない」……。何回もそういわれました。でも、私ですら自分がなぜこんななのかわからず、なぜ自分はこういう行動をしたのか人に説明しても理解してもらえないのです。私のなかでこうするとよいと思って行動しても、他人からは「おかしい」と見られるのです。学校では友だちに囲まれて楽しい学校生活を送りたい、とずっと願っていましたが、叶うことはありませんでした。働いてからは、私が社会生活に適応することなんて無理なのだろうか？ 適職に就くことができれば適応できるのだろうか？ と思う毎日でした。

楽しく恋愛をすることは仕事以上にむずかしいことでした。私に好意を抱く男性は、私を利用して優越感にひたろうとする人ばかりだったからです。結婚は絶対できないと思っていたのでほかのことで幸せを見つけるか、ひとりでも幸せでいられる方法を探そうと思っていました。

第3章

変化する私、
進化する私

ひとりでも幸せになれる！
——歯科技工士を目指して

自宅療養3か月目、歯科技工士になりたい！

毎日薬を服用し、病院に通い続けて3か月が経ちました。仕事をしていないので仕事のストレスはなく、働いていたころよりも調子がよくなってきて、自分の将来に対しても、うつ病になる前より希望が持てるようになりました。

ある日、資格の雑誌を買ってみると、そこに有料の適職診断が載っていました。さっそくその診断を受けてみたところ、私は医療系の仕事の適性が高いという結果が出ました。人の役にたつ仕事をしたい気持ちが小さいころからあったからでしょうか。それとも、人から必要とされた経験がないので、「人から必要とされたい、認められたい」という気持ちが人一倍強いからでしょうか。どちらにせよ、「人の役に立つ仕事がしたい」という気持ちは生涯変わらないだろうと確信しました。そして思いついたのが、歯科技工士の資格を取ることでした。人の歯を作り、治す仕事をして、たくさんの人を元気に、そして笑顔にしたいと思ったのです。

私は24歳から歯の矯正を始めました。そうして、歯ならびがよくなったところ、高校生のころから悩んでいた肩こりが治ったのです。歯ならびは見た目だけではなく健康にもかかわると実感しました。また、見た目もよくなったので、口を大きく開けて笑うことができるようになり、歯ならびに対するコンプレックスが消えて、明るくなった気がしました。矯正する前は人前ではあまり笑わない人間だったのです。歯の矯正をしたことによって、精神的にも肉体的にも健康になることができたのです。

それに、歯を作る仕事なので人と接しないで自分のペースで仕事ができるかもしれない。自分ひとりで仕事ができればミスも減り、怒られることもきっと少なくなります。私は動作は遅いですが、その分丁寧に仕事ができるタイプなのです。細かい作業は嫌いではありません。また、医療系の仕事は、仕事内容によっては失敗をすると生命にかかわることがありますが、歯科技工士の仕事なら、失敗しても患者さんは死なないし、傷つきません。だから、私のように不器用な人間でも、安心して仕事ができます。歯はないと困るので不景気でも需要があるはず。資格がなければ作ることができませんから、失業の心配もなさそうです。自分にできる仕事か、向いている仕事か、と考えたときにも、歯科技工士という職業はあっているように感じました。

私は歯科技工士についてネットや資格の本で調べてからよく考え、歯科技工士になる決心をしました。歯科技工士になるためには昼間2年制か夜間3年制の歯科技工専門学校に行き、国家試験受験資格を得て、国家試験を受けて合格しないと歯科技工士になれないのです。歯科技工専門学校に入るためには受験しなくてはなりません。そこで、専門学校を調べると社会人入試を行っている専門学校を発見しました。自宅から通える範囲にある学校なのですぐにその専門学校に行き、願書を購入しました。これからの明るい未来が見えた気がしました。精神科の先生に相談をし、入試と専門学校に通うのは大丈夫、と許可を頂きました。そして、入学試験を受け、専門学校には無事合格をしました。嬉しくてホッとしました。

しかし、今思うと当時は歯科技工の仕事を舐めていたと思います。当時は、資格を取って今まで私を馬鹿にした人たちを見返してやりたい、そして認めてほしい、私でもとりえがあると証明したいと意気ごんでいました。

●●●歯科技工専門学校への入学

こうして私は、２００１年４月から専門学校生となりました。25歳のときです。学費は今までの社会人生活で貯めたお金で払うことにしました。資格が取れないと時間とお金が無駄になるので頑張ろうと思いました。が、はたして本当に歯科技工士になれるのか、勉強についていけるのか不安でした。

学校は夜間３年制で、毎日夕方５時20分から夜９時20分まで授業がありました。学生の半分は高卒後に入った人たちで後の半分は社会経験をした人たち。年齢層は10代から50代までと幅広く、友だちができるのか不安でした。はたしておニャン子クラブを知らない人たちとなにを話せばいいのだろう？　ととまどいました。私は、資格を取るのが一番の目的だ、と割り切り、無理して友だちを作ろうとするのはやめました。

●●●前途多難なバイト探し

私が入学してすぐにしたことは、歯科技工所のアルバイトを探すことでした。私の場合、資格を取ったとしても、学校の授業を受けていただけでは、すぐに同期の人たちと同じように仕事がこなせるとは思えなかったのです。今のうちに臨床現場に入って、卒業するころには同期の人たちと同じくらい仕事がこなせるようになろうと決意しました。給料が安くてもよい、歯科技工士になって働いて、もとを取ればよいのです。歯科技工士になってから不適応を起こすよりはいいだろう。そう意気込んで、電話帳片手に歯科技工所に電話をしましたが、どこも断られてしまいました。そこで、学校の求人で学生でも採用してくれる技工所を探したところ、面接を受けて、雇ってもらえることになりました。学校で勉強して1か月、歯科技工についてほとんどわからない私を雇ってくださった技工所には感謝をしています。

歯科技工所とは契約した歯科医院や大学病院からの依頼で患者さんの歯の詰め物、かぶせ物、差し歯、入れ歯、矯正装置を作成し、修理する場所のことです。歯科技工所により、入れ歯専門、矯正装置専門の歯科技工所とわかれているところもあります。

バイト先には歯科技工士の社長と若手歯科技工士が1名いました。私に与えられた仕事は歯科技工所の掃除と、歯科医院から届いた患者さんの石こう歯型を、歯を作りやすくするような模型にすることでした。技工士さんたちは仕事以外の話はいっさいせず、黙々と仕事をこなしていました。職場でも専門用語が飛びかっており、入学したての私は会話がほとんどわかりませんでした。わからないところだらけでも、忙しい技工士さんたちは教えるゆとりがなく「わからないことは学校の先生に聞いて、ウチは学校じゃないから」といわれてしまいました。バイトを始めたころは忙しかったのですが、だんだん歯科医院から来る仕事が減ってきました。私にできる技工の仕事は少ないので、掃除している時間のほうが長くなっていき、働いて4か月目にはクビになりました。「私に原因があるからですか？」と聞くと

「ウチは今、仕事が少ないからバイト代が出せないんだ。だから今月で終わりにしてほしい。高橋さんのせいじゃない」と説明されました。クビの原因が私でなくてよかったけれど「仕事が少ないなんて、この業界は大丈夫？」と不安になりました。

次の歯科技工所に面接に行くと「1週間働いてみて、向いていたら採用します」と、いわれて1週間働きました。しかし、採用はされませんでした。理由は私が昼休みに薬を服用しているのを見られたからです。薬を飲むくらい体の弱い人は雇えないと判断されたのです。気を取り直して数か所歯科技工所の面接に行きましたが、入学したてで歯科技工の知識がない私はなかなか雇ってもらえませんでした。

しかし、2001年の9月上旬にやっと採用してくださる歯科技工所が見つかり、週3回、朝9時から4時半までバイトをすることになりました。

●●●うつ病のカミングアウトはむずかしい

入学をしてからも2週間に1回はうつ病治療のため、通院していました。しかし、とても調子がよかったので、診療はいつもすぐに終わっていました。周りより少し遅れてではあったものの、友だちもできました。その友人は私より7歳年下で、最初はなにを話せばいいかわからなかったのですが、そのうちに自然と年の差を感じなくなっていきました。

しかし、学校の試験が近づきストレスがたまると、うつがぶり返しそうになり、友だちとケンカしてしまうこともありました。友だちはなにも悪くないのですが、ささいなことで過敏になってしまうのです。友人には悪いことをしてしまったと思います。やはり、薬なしの生活はまだむずかしいようでした。

当時はまだ「隠れひきこもり」の気が残っていて、人が完全に信頼できていませんでした。つねに私に対する人の発言が気になり、「馬鹿にされているかどうか」が気になって、神経が過敏になっていたのです。ある日、うつ病をカミングアウトしていない人と食事をしたのですが「なんの薬を飲んでいるの？」と聞かれました。そのとき私はうつ病の薬といえず、胃薬とごまかしました。カミングアウトはそうそうできるものではありません。食事のたびにごまかすのは疲れるので、それからお手洗いの個室で飲むことにしたのです。私はうつ病になってから薬を飲んでいる人になんの薬を飲んでいるか聞かなくなりました。もしかしたら、人によってはなんの薬を飲んでいるのか知られたくないかもしれないからです。

●●●またまたわからないことの連続でパニック！

9月になると、いよいよ実習の授業が始まりました。10人程度の班に、先生1人がついて実習を教わるのです。先生が「こうやったら次はこうして、それからああして、次は……」

と一度にいくつも指示を出して説明をするので、私は一字一句聞き逃さないようメモを取っていました。しかし説明中、いきなりいっていることが覚えられなくなり、また、覚えられても不器用なため、手先がついていかずに失敗をしてしまいました。ちょっとしたことで気をそらしてしまい、集中がぷつんと途切れてしまうのです。50メートルを10秒で走る人に8秒で走りなさいといっても走ることができないのと同じです。周囲の生徒たちを見るとみんな理解した、という顔をしています。なぜみんなわかるのか不思議でたまりませんでした。

先生「わかった?」
同じ班の生徒たち「はい」
先生「わからない人はいる?」
私「はい。ここがわからないのですが」
先生「これはさっき説明しただろう、聞いてなかったのか」

そういって先生が再び説明するのを、私は今度こそ理解しようと一生懸命聞きました。しかし、理解できません。先生のいっていることがわからないので、理解できないところすらわからないのです。

私「すみません。わからないです」

先生はもう一度説明し直しました。同じ班の生徒たちが「高橋さん、まだわからないの」という表情をし始めました。まだ理解できない、どうしよう。私はパニックになりました。そうなるといつも、頭のなかが真っ白になって、体が固まり、正しい判断ができなくなってしまいます。判断力を失ったのとあまりの恥ずかしさで思わず私は「わかりました」と嘘をついてしまいました。土壇場になると、理解できなくて怒られ、人前で恥をかくより、知ったかぶりをしたほうがましだ、と思ってしまうのです。先生からの説明後、教わったことがわからないまま実技を進めるので、その後先生に、「なんでこんなことするんだ」「こうしろといっただろう」「人の話を聞いていなかったのか?」と、注意をされてしまいました。

このようなことは実習中に何度かありました。先生に怒られた回数は数え切れません。ときにはおとなしくて怒らない先生を怒らせてしまったことがあり、そのことをほかの班の人たちにも知られてあきれられてしまいました。年下の人にあきれられるのはプライドが傷つきました。クラスの誰よりも不器用で、大臼歯を作成したときにはげんこつのような形になってしまいました。すでに歯科技工所でアルバイトをしているのにもかかわらず、私がアルバイトをしていることを知らない先生から「歯科技工所でバイトをしたら?」と勧められたことがありました。

また、私は実習中の机の整頓もできませんでした。私としては整理整頓がいくらかできていると思っていたのですが、同級生からの証言によると実習中の私の机の上は散らかっていたとのことです。だらしがないのは相変わらずでした。

●●●覚えが悪いアルバイター

新しいバイト先には5人の男性歯科技工士がいて、バイトは私1人でした。仕事内容は模型作り、歯科医院への配達、石こうの受けとり。週3回の勤務でした。前の技工所でのバイトの経験が活かせると思ったのですが、模型作りは歯科技工所によって作り方が違うのでまた一から覚え直ししなければならず、スタートに戻ってしまいました。歯科医院から届いた、型を取った模型を削り過ぎたり、壊したり、使う材料の種類を間違えたり、仕事の手順を飛ばしてしまったりなど、ここでも私はウエイトレスやOLをやっていたときと同じような初歩的なミスをしていました。技工士さんたちから「高橋さん。ウチに来る前、本当に歯科技工所でバイトしていたの?」と聞かれたくらいです。しかし、ここで不適応を起こしたら、ほかにできる仕事がもう見つからないかもしれません。先が不安でした。

覚えられない苦悩はどこで働いても同じです。最初のころは1回や2回で覚えられなかったり、ミスをしたりしてもキツくいわれませんでしたが、あまりに回数が多いので、技工士さんたちも、「高橋さん、なにやってんの⁉」「学校でなにを教わったの？」（学校の授業で習っていないことは仕事ではやらないのです）「高橋さんってドン臭いよね」と、いらだちを見せ始めました。仕事ができないので職場では、いつ怒られるか怖くてビクビクしながら仕事をこなし、私以外の人が怒られていると私が原因で怒られているのでは？と被害妄想を起こしていました。そんな調子なので、「高橋さんはいつもオドオドしているね」といわれる始末でした。うつ病の薬を飲み、バイトをして、夜は学校に行き、帰宅をするのは夜10時ごろで寝るのは夜0時以降でした。私はとても疲れていました。

初めてわかった自分の頭のなか

――診断を受けて変わり始めた世界

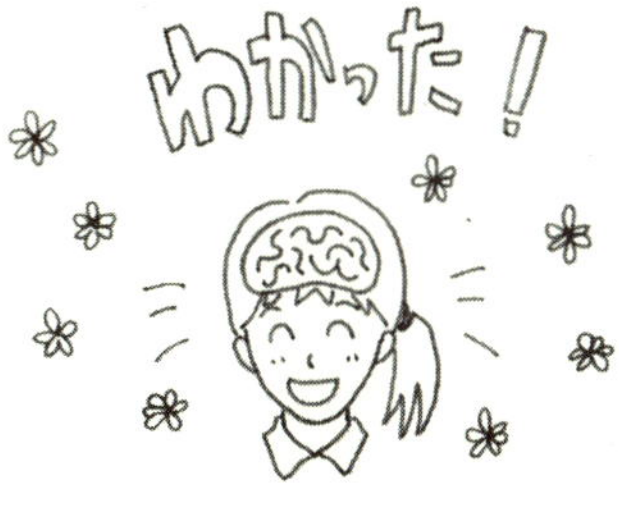

●●●発達障害の診断を受ける

２００１年の秋、新聞に発達障害にかんする記事があり、アスペルガーの特徴が書かれていました。私にあてはまる特徴がある。もしかしたら、私は発達障害なのだろうか？

そう思って、私は大学病院に行き、相談をしました。問診をし、後日、学生時代の通知表を提出した後、ＷＡＩＳ－Ｒ（Wechsler Adult Intelligence Scale, ウェクスラー成人知能検査）という知能検査を受けてみると、やはり結果は「発達障害」でした。ＷＡＩＳ－Ｒの結果では発達障害があるのは確実にわかりました。しかし、診察して頂いた精神科の先生が発達障害の専門医ではなかったので、正しい診断名は出せませんといわれてしまいました。ＡＤＨ

D（注意欠陥多動性障害）とアスペルガー症候群の両方の特性があるらしく正確な診断名がないので、勉強会に行ったときはADHDで、アスペルガーです、といっていいよ、とのことでした。先生は「発達障害は本人の性格、育った環境、教育とは無関係で脳機能の一部の障害だ」と話していました。

正しい診断名がわからないのは残念でした。しかし、今までの自分の不出来は性格の問題ではない、自分のせいじゃないので、「私はなにをやってもダメ」と自分を責めなくてもいい、もう普通になろうと不必要な努力をする必要はないんだ、とわかり、とてもうれしくなりました。私は「もう伸びなくていいんだ、もう努力をしない」と悪い意味で割り切っているのではありません。私が人と違う理由がやっとわかり、すっきりした、ということです。生まれたときからずっと、なぜ自分が人と違うのかわからず、出生の秘密を抱えた人のような気分だったのです。

帰宅して、両親に診断結果を話すと「お前に障害があるはずがない」と信じてもらえませんでした。理解してもらえるよう、説明する精神力と話術がないのであきらめました。理解を乞うのに時間を使うより自分の障害について勉強をし、障害と共存する術を身につけることについやすほうが精神的によいと考えたのです。結婚して家を出ている姉には、診断名を伝えていません。

●●●ごちゃごちゃになる「私」

診断名がわかると、今まで私を馬鹿にしてきた人たちが許せなくなりました。「グズ」「のろま」「死ね」などときには責め罵り、私をいじめたクラスメイトたち、いじめられて何回助けを求めても助けてくれなかった学校の先生たちや家族、仕事ができない私をいじめた同僚たち、人並み以上の失敗や叱責を重ね、低くなった私の自尊心を狙い、言葉の暴力をふるったむかしの恋人、今までの人生で私の言動を見てからかった人たち、あなたはみんなよりできないから、と人並み以上の努力を強要した人たち、彼らに対し「さんざん馬鹿にしやがって」という怒りがわいてきました。

発達障害が世の中に正しく理解されていれば、サポートを受け、障害と共存しながら生きられた可能性もあります。そうすればきっと、必要以上に人に怒られ、なじられ、責められ、冷たくあしらわれるという余計な経験をしないで済んだでしょう。事実として、そのような経験は自分の成長でプラスになっていません。傷つき、怒りがわき、自尊心が低くなるだけで、悪い影響しかありませんでした。

その次に無気力感が襲ってきました。今まで私が頑張ってきたことはなんだったんだろうか？　私はいくら頑張っても人並みにはなれないんだ、と思うと無気力になってしまったのです。歯科技工士になって今まで私を馬鹿にした人たちを見返したい、私にもとりえがあると証明したいという気も薄れてきてしまい、バイトも学校の授業もやる気が起きなくなってしまいました。「もう頑張りたくないよ。疲れたよ。休みたい。いつになれば私は楽になるの？　私に人並み以上の努力を強要しないでよ。私が私でいられる権利がほしい」。そのとき、私の頭のなかでプッツリとなにかが切れた気がしました。今までこんなことを考えたときはありませんでした。「普通になろう、人並みになろうと無理して生きていた」と気がついたのです。

診断が出てから混乱することが多くなってしまったので、頭をすっきりさせる薬が処方されるようになりました。しかし体重が減るという副作用が出てしまい、投薬は中止になりました。発達障害は病気ではないので治ることはないのです。診断を受ければ普通になれると思っていましたが、そうではないと後でわかり、当てがはずれたような気分でした。診断を受ければ今までうまくいかなかったことがうまくいくかと思っていたのです。診断後、しばらくすると私はどうすればいいかわからなくなり、不安になりました。

発達障害と診断されたら、家族や親戚は白い目で見られるのではないだろうか？　発達障害の人が歯科技工士になっていいのだろうか？　結婚や就職はどうなるのだろう？　不安は山のようにありました。診断を受けた先生は発達障害の専門医ではなかったので、特性が判断しにくかったのです。自分の居場所がはっきりしないようで、なんとなくすっきりしませんでした。大人の場合、発達障害の専門医が少なくて、診断を受けたくても予約がとれない、予約がとれても初診が数か月から数年待ちになる、または患者さんが多くて新規の予約を受けつけていないところがたくさんあるのです。

●●●バイト先の変化

診断名が出て3か月が経ちました。診断名が出たばかりのころは喜び、不安、怒りなどの感情が抑えられず不安定でしたが、だんだんと気持ちがおちついてきました。バイトや学校で相変わらず忙しい日々でしたが、時間が少しでもできると発達障害にかんする本やＨＰをのぞいていました。

バイト先の技工所でも変化が起こりました。まわりの技工士さんたちが「高橋さん、なにやってるの⁉」といわなくなったのです。私のことを理解し始めたからでしょうか？ 私の指導役の小杉さんは、私に仕事を教えるときは1つ指示を出して、指示をやり終えたらできているか確認し、それから次の指示を出すようになりました。このやり方だと頭がパニックにならないので仕事がやりやすく、また覚えることもでき、ミスが減りました。わからないことは何度聞いてもいいからといってもらえて、とても安心しました。本当に何度聞いても小杉さんはいらだちを見せなかったのです。これは憶測ですが、小杉さんは私と一緒に仕事をしていくうちに「高橋さんは一度にいくつも指示を出すと理解ができなくなってしまうんだ」と気がついて、教え方を変えてみようと考えたのかもしれません。とにかく、私はこうして、1回か2回で覚えなきゃいけない、という重圧から解放されたのでした。

仕事で失敗しても、なんで失敗したのかいっしょに考えてくれて、ときには「あそこの作業で失敗したんだ、今度からこうしてみたら?」と失敗した理由を教えてくれました。小杉さんが自分の仕事も多くあるなかで、私のためにここまでしてくれるのは申し訳ない反面、嬉しかったのです。仕事の覚えが悪くてもいやみひとついわれませんでした。すると私も、小杉さんに「高橋さんができるようになって嬉しい」と思ってもらえるように頑張ろう、と自然に思えてきたのです。時間はかかりましたが、仕事は少しずつ身につき、バイト先では明るくなったといわれました。休憩時間のときの会話も自然と増えてきました。バイト先の人たちはみんないい人たちで、楽しく話すことができました。人間関係のよしあしは仕事の覚えに影響するのかも知れません。私の場合、少人数のバイト先や会社があうのかもしれません。男性主体のバイト先や会社だと派閥ができることがなく、人間関係のわずらわしさが減るので、さらに楽だと感じました。

バイト先の人たちには発達障害のことを話しませんでした。発達障害とカミングアウトをすればクビになるか、人間関係がぎくしゃくする恐れがあったからです。また、障害があると知られ、見下されるのではないか、という心配もありました。バイト先の人たちは私のことをひとりの人間として理解してくれたので、カミングアウトをする必要を感じませんでした。

●●●広がる技工士さんの輪

ネットを通じて現役の技工士さんたちと知りあい、飲み会に誘われたことがありました。そこでは、学校での勉強を教わることができ、また臨床の話も聞くことができたので勉強になりました。話すことでコミュニケーションと人づきあいの勉強にもなりました。何度か飲み会に誘われるにつれ、歯科関係者さんたちは学生の私によくしてくれるようになり、「こんどウチのラボ（歯科技工所のこと）に見学においでよ」「わからないことがあれば聞いてね」「就職するときは相談にのるよ」といってくれるようになりました。私はご好意に甘えました。だんだん親しい人たちが増え、人とかかわるのが楽しくなってきたのです。そして、自然と人見知りをしなくなってきました。このまま人とかかわらないまま年を取ることに不安を覚えていたので安心することができました。

発達障害のオフ会で癒される

オフ会とは、インターネット上で共通の関心や趣味、話題を持ち知りあった人たちが、実際に会って集まる会のことです。私は、診断を受けてから発達障害のオフ会に顔を出すようになりました。どんな人たちが来るかわからないので不安でしたが、私と同じように苦労をしてきた人たちがいて安心しました。同じ当事者の人たちと話すのはなによりも癒されました。発達障害での悩みや不安を話し、ときには共感しあうことによって気持ちが楽になりました。オフ会では発達障害の話が堂々とできて、普通の人であるふりをしなくてもいいので、とても居心地がよかったです。不思議と過去のつらかった話を笑い飛ばすことができました。さまざまな雰囲気のオフ会があるので、いくつかの会に顔を出して向いているオフ会に通い続けるのがいいと思います。オフ会参加後は明日も頑張ろうと元気がもらえてよかったです。

特性とのつきあいかた

バイト先での私の特性にあわせた指導のおかげで腕があがり、学校の実習では怒られる回数が減ってきました。技工所でバイトをしていなければ、卒業するまでずっと実習がうまくできなかったかもしれません。

このころから、学校が休みの日は発達障害の勉強会に参加をするようになりました。あるとき、発達障害の勉強をしている人たち（発達障害がない人たち）に自分の生いたちや、どういうところで困っているのかなど、理解や支援に必要な情報をお話しするという貴重な機会を頂いたことがありました。それから何度か同じ勉強会に顔を出すようになり、人とかかわる場が増えたので身なりに気をつかうようにし、化粧や服装を変えました。学校ではいい友人たちができ、楽しく学校生活を送ることができていましたが、やはり実技、筆記ともに成績が悪く、授業では浮いてしまうことがたびたびありました。成績が悪くて人に迷惑をかけることはなかったので、気にしていませんでしたが、「技工士、向いていないんじゃないの？　やめたら？」などと同級生に意地の悪いことをいわれたこともありました。それでも、小中学生、社会人のときとは違い、かばってくれる友人がいたので、乗り越えることができました。いい友人に恵まれたと思います。うつ病になって2年半が経ち、うつ病の治療が終わりました。先生から通院しなくていいし、薬も飲まなくていいといわれたのです。薬を飲むわずらわしさがなくなったのでよかったです。うつ病はぶり返す可能性があるので、頑張りすぎず、ときには良い（いい）加減にいこうと決めました。

●●●「高橋さんって女の子なんだね」

ある日、バイト先で、先輩技工士さんが手作りの指輪を見せてくれました。私が目を輝かせて見ていると、先輩技工士さんは「高橋さんって女の子なんだね」といってきました。えっ⁉ 私、男っぽい格好はしないし、髪もショートカットじゃないし……。どういう意味か、思い切って聞いてみました。

私「なんで、女の子なんだね、って思ったんですか？」
先輩技工士さん「高橋さんってがさつだから」

私は彼女と仲がよかったのでストレートにいわれてしまい、少しショックでした。そして、その一言で、初めてつきあった人に「女の子なのにだらしない」といわれ、子どものころから家族や先生にだらしないといわれ続けていた過去を思い出してしまったのです。小中高と私はクラスでだらしない女子ナンバー1だったと思います。机やカバンのなかはいつもぐしゃぐしゃで、おしゃれもまったくしませんでした。周囲の女の子のなかに、私のようにだらしない子はひとりもいません。いつも恥ずかしく思っていましたが、どうすれば整理できるのかわかりませんでした。いくら考えても頭がショートしてしまうだけでした。

大人になってからは子どものころに比べて片づけられるようになり、一見きれいに片づいているように見えるようになりましたが、引き出しのなかはぐしゃぐしゃのままです。まるで私の頭のなかのようです。家族はあきれたのか年々私に対し「だらしない」といわなくなってきました。

●●●就職戦線、異常あり！

2003年、私は歯科技工専門学校の3年生になりました。3年生になると、国家試験の勉強と並行しながら就職活動をしないといけないのです。私はバイトもあったので、まったく遊ぶひまはありませんでした。学校に求人広告は来るのですが、ほとんど就職の面倒を見てくれません。なので、就職活動をする人は学校の求人、インターネット、先生、歯科材料屋さんのコネ、バイト先の技工所に就職するというような手を使っていました。

私は4月から就職活動を始めましたが、だいたい28歳という年齢で引っかかりました。技工所に見学に行くと、「結婚の予定はありますか？」「女性は結婚すると辞めちゃうからウチはとらないんだよ」「失礼だけれどもう少し若ければ……」「女性はあまり残業させられないから」こういうことをあちこちでいわれました。歯科技工士の仕事は拘束時間がとても長く、職場にもよりますが、なかには女性でも日づけが変わるまで働くところ、泊まりで仕事をするところもあります。おまけに給料も安いので、新卒技工士の離職率は7割ととても高いのです。就職するとき、私は自分のなかで以下のような条件を決めました。

●給料は安くてもいいので一から仕事を教えてくれるところ、（技工所は人を教えるゆとりがないところもある）
●通勤一時間以内であること（夜遅くまで働くので通勤で体力を奪われたくない）
●歯科技工の仕事に専念したいので、院内ラボではなく歯科技工所であること（歯科医院のなかにある技工所〈院内ラボ〉は女性の場合、歯科助手、雑用〈受付、電話応対など〉を頼まれることが多い。私が技工をしながら雑用、歯科助手とマルチタスクにできないのは目に見えていた。ひとつのことしか集中できない人間だと診断を受けてからわかったのである）
●職場は禁煙であること（私はタバコが大の苦手。換気扇の近くでの喫煙ですら耐えられない）
●きれいな職場であること（口のなかに入れるものを作るのに汚い場所で作るのはどうかと思うので）
●歯科技工所での営業の仕事ができないということをわかってくれる職場であること（仕

事で人と会話するのは苦手。私は性格にクセがあるから取引先に敬遠されるだろうと思った）

あれこれと条件を出すのは生意気に思われるおそれもありましたが、職場で不適応を起こしたくないのでこれらの条件に対しては妥協しませんでした。

また、就職活動をするときに先生の紹介は受けないようにしました。なぜなら、紹介で就職をし、仕事ができなければ「先生が紹介した子、使えませんよ」といわれ、私のせいで紹介した先生の信頼がつぶれてしまうかもしれないからです。私は人の力を借りず、インターネットや電話帳で片っぱしから歯科技工所に電話をして求人を探しました。アルバイト先に就職をさせてもらうという手も考えましたが、アルバイト先は正社員を募集していなかったのです。

国家試験3か月前、理想通りの就職先が決まりました。おかげで安心して国家試験の勉強に専念ができました。内定先では1から教えてくださるとのことです。給料は、最初の1年は研修期間ということで月8万のみでした。しかし、給料が数か月間安くても仕事が覚えられればいい、親元で暮らしているから節約すればいいだろう、と割り切りました。どうか不適応を起こしませんように……。不安な気持ちでいっぱいでした。

●●●運命の国家試験

歯科技工士の国家試験は、学校で必要な単位が取れていれば受験資格が得られます。国家試験は絶対に落ちたくはない！　歯科技工士の免許が取れれば私を馬鹿にした人たちが認めてくれるかもしれないし、資格が取れれば自分に自信がつくかもしれない。そう強く思っていました。最終学年の1年間は勉強に燃えました。電車のなか、お風呂のなか、どこでも勉強をしました。

歯科技工士の国家試験の合格率は95％以上で、落ちるのは学校でひとりいるかいないかくらいです。「落とすための試験ではなく、実技、筆記ともに合格点をクリアすれば誰でも受かります」とはいわれていたのですが、それでも不安でした。私の場合、「誰でも」のなかに入れないときがあるのです。今まで出会った技工士さんたちは「落ちる人なんてほとんどいないいないから大丈夫だよ」「俺でさえ受かったんだから」といっていましたが、私の心には響きませんでした。私みたいな人間でも受かるのだろうか……。

そしていよいよ2月、国家試験当日が来ました。歯科技工士の国家試験は筆記、実技を2日間にわけて行います。筆記はマークシート方式で、実技前は前もって決められたものを作る、という内容でした。実技に関しては、どんなに下手でも完成すればよい、とのことでしたが、2日間、緊張しっぱなしでした。落ちたら次のチャンスは1年後になってしまうのです。

試験から2週間後、試験の結果が出ました。私は無事、合格をし、歯科技工士の免許をもらうことができたのです。合格できたのはバイト先の人たち、学校の先生や同級生など、私を支えてくれた人たちのおかげだと思います。しかしすごく嬉しい、と手ばなしで喜ぶわけにはいきませんでした。資格を取るよりも、取った後が大変だからです。学校では国家試験に受からせる授業を行うだけです。臨床現場で仕事人として使える技術は学校で学ぶことはありませんでした。学校で学んだことは臨床ではほとんど役に立ちません。学校より臨床でのほうが役に立つことがたくさんありました。

合格すれば自分に自信がつくと思ったのですが、自信はつきませんでした。私は大金持ちになっても、素敵な恋人ができても、玉の輿に乗っても、高い社会地位についても自信が得られないかもしれないと感じ始めました。家族には合格したことを伝えました。これで少しは私を見直すかもしれないと思いましたが、家族の反応は「おめでとう」の一言のみでした。残念ながら、合格をしても家族の私に対する評価は変わらなかったのです。私は自分のために歯科技工士の免許を取った、人のために取ったんじゃない、と自分にいい聞かせました。

私からのお願い6

♣二次障害で精神疾患を発症している当事者の周囲のみなさんへ

● ものごとの原因を探るということはうつ病だった私にとって苦痛となる行為でした。うつ病の方には考えさせること、ものごとの原因を探らせることはしないであげてください。まわりの人たちはなにもいわないで、当事者がなにもせずゆっくり休める環境を作ってあげてください。

● うつ病時には判断力が鈍っており、正常な判断ができなくなっています。ですので、責任の重すぎる仕事は任せないようにしてください。

● うつ病の症状よりも、世間のうつ病に対する無理解がつらいときがあります。もっとうつ病の正しい理解を呼び掛け、理解をしようという努力をしてほしいと思います。

● 本人が希望すれば、休職する権利や休職後にスムーズに職場に戻れるような支援ができればよいなと思います。

♣高等教育、専門学校に携わるみなさんへ

● ひとつ説明をして実行した後に次の説明をしてくれればわかりやすいと思いました。または口頭で説明したことを、プリントとして配っていただけるとありがたかったです。

♣発達障害者をサポートする医療機関のみなさんへ

● 病院では、どこで支援をしてもらえるのか、発達障害と生きていくにはどうしたらいいか？　という相談にはあまり乗ってもらえませんでした。診断後、今後どうすればいいのかという具体的なアドバイスをしていただきたいと思います。

● 診断名がもらえれば支援を受けられる、または支援機関や支援者の紹介をしてもらえる制度を作ってもらいたいと思います。

● 初診までの時間が長く、なかなか診断を受けられず不安で、助けてほしいと考えている当事者はたくさんいると思います。ですので、診断ができる専門医を増やしてほしいです。

私はダメ人間じゃない
——特性と仕事とのつきあい方

●●●歯科技工士としての初仕事

2004年4月、29歳のときに歯科技工所に就職をしました。歯科技工所とは、歯科医院に来院している患者さんの歯を、契約している歯科医院からの依頼を受けて作成する場所です。従業員は私を含めて4人でした。歯科技工所は少人数でやるところが多いのです。なかには社長と2人だけ、1人だけというところも珍しくありません。休みは土曜日と日曜日でしたが、忙しいときは休日出勤がありました。

歯科技工所でバイトをしていたのでいくらか適応できると思っていたのですが、現実は違いました。仕事のやり方の多くが前のバイト先と違ったのです。前のバイト先で教わったや

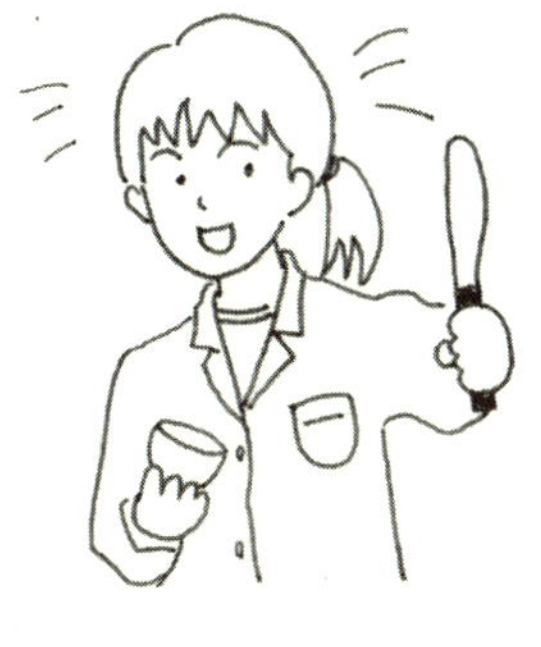

り方は通用せず、「そのやり方じゃダメ」と一蹴されました。前のバイト先で使用していたものと同じ機械がいくつかありましたが、同じ機械でも機種が違うと操作方法も違うので、新しく操作を覚えないといけないのです。新たに覚えなおさないと、前のやり方を忘れないと、と焦り、気が抜けませんでした。

メモすることが多く、私のメモ用紙は1日で文字がビッシリになりました。機械の操作をなかなか覚えられず、操作を間違えて誤作動を起こしたり、機械が動かなくなったりとトラブル続きの毎日。技工士になって困らないようにと思って技工所でバイトをしていたのに、なんの役にも立たない。本当にバイトしていた意味ってあったのかな？ と悲しくなってしまいました。私と同じ新卒の男性は技工所でのバイト経験はありませんでしたが、私ほど注意を受けていませんでした。私は、社長から「本当に国家試験、受かったの？」「本当に技工所でバイトしていたの？」「こんな簡単なことは小学生でもできるのに」と厳しいことばかりいわれていました。完成した技工物を社長に見せると「こんな歯を入れられる患者さんの身になれ」「こんなものじゃ歯科医院に出せない」といわれ放り投げられたこともありました。

不器用、手が遅い、要領がつかめない、同じことをなんどいわれてもわからない、人がいったことを聞き間違える。我ながらあきれました。なんでできないの？ 私の頭のなかのどこかがおかしいはず。毎日朝9時から夜8時以降まで働いており、肉体的にもかなり参っていました。集中力は落ち、仕事でのミスはさらに増えました。ますます怒られる回数が増えて、私の自尊心はみるみるうちに落ちていきました。とりえを作ろうと歯科技工士の資格を取ったものの、新卒に必要な最低限のレベルに達しておらず、技工を続ける自信がなくなり、なにをしてもうまくできないことを思い知らされました。やっぱり私はなんのとりえもないダメ人間なんだ。技工士になって周囲を見返す目的はどうでもよくなっていました。なにをしても、どんなに頑張ってもなぜか中途半端に感じました。ウエイトレスもOLも中途半端、生まれてからなにをしてもやり遂げた記憶がありません。OL時代にダメな自分を変えようと英語の勉強を通信教育で始めたけれど続きませんでした。病院に行こう。発達障害という診断名だけでなく、発達障害専門の先生から診断してもらいたい。診断をしてもらえる病院が見つかったので、仕事が休みの土曜日に行くことにしました。技工士になって1か月目のできごとでした。

●●●ついに私の診断名が出た?

小学校から歯科技工専門学校までの通知表、前の病院で検査をしてもらったWAIS－Rの結果、生育歴を自分でまとめたものを持参して大学病院に向かいました。診断名が出ることによって自分の問題点が解決するとは思っていませんでしたが、診断名が出たら、診断名のことについて勉強して自分なりの処世術を見つけたい、自分の問題点を解決したい、と考えていました。

診断の結果私は、不注意、衝動性があるＡＤＨＤだとわかり、ホッとしたと同時に驚きました。アスペルガー症候群だと思っていたからです。「こだわりがある」などアスペルガー症候群の人に当てはまる特徴がいくつかあるのに、なぜＡＤＨＤなのだろう？　そのことを先生に訊ねてみたところ、「強いこだわり」がなく、私の「こだわり」は性格の範囲内であるからとのことでした。通知表の行動記録に「忘れ物が多い」「人の話を聞かない、理解できない」「ぼーっとしている」というＡＤＨＤ特有の行動が目立つのもそう診断された理由のひとつでした。

また、私には衝動性があるといわれました。これについては自覚をしていなかったので意外でしたが、「人が話している途中で話してしまう」「衝動的に場違い、不適切な発言をしてしまう」「ゲームなどを勝手に違うルールで進める」などの特徴を指摘され、当てはまる、と感じました。話が終わるのを待てずに、人の話をさえぎってしまうし、なにか話した直後、「しまった！」と後悔することがよくあるのです。決められたやり方では人並みにできないので、「自分がやりやすいように」とやってはいけないとわかりつつも、勝手に指示と違うやり方をすることもよくあります。診断名が出てホッとしたものの、やはりおちこんでしまいました。

私「私はダメ人間なのでしょうか？」

しまった！　そんなことを聞かれたら先生が困ってしまうじゃないか。まさに、衝動で話してしまった瞬間でした。

先生「いいえ、ダメ人間ではありません。脳の働きの問題なのであなたに問題はないんですよ！　高橋さんが書いた問診表を拝見しましたが、文章が上手じゃないですか。働きながら自分のお金で専門学校に通って資格を取ったのは偉いですよ」

ほめられた経験が少ないのと、自分に自信がないせいでしょうか。先生には申し訳ないですが、私に先生の言葉は届きませんでした。

しかし、診断名をもらえて、自分の特性が少しずつわかってきたことは明るい材料となりました。私が仕事を覚えられず、コミュニケーションをとるのが苦手で、人の話を理解できない理由は、混乱しやすく、一文、二文以上のことをいわれるといわれたことを整理できず、理解できないからだとわかったのです。仕事が覚えられないのは「こだわり」のせいだと思っていたので、本当の原因を知ることができ、発達障害とうまくつきあうための一歩になりました。私は診断を受けたことについて後悔はまったくしていません。診断を受けてマイナスどころかプラスになったからです。できない自分と向かいあうのがいやで発達障害に逃げているのではありません。むしろ、診断名と特徴にあった生き方をしようと思えたのです。

本当の自分がわかっても、つらい暮らしは変わらない

やっと自分の本当の障害名がわかりホッとしましたが、私は朝から夜遅くまで毎日仕事に追われていましたし、仕事を覚えるので精一杯で発達障害の本を読む時間はありませんでした。睡眠時間は毎日5時間かそれ以下、細かい仕事で目を酷使することもあり、毎日ウサギのように目を赤く腫らしていました。ときには終電まで残業することもありました。あまりにも疲れ果てて、駅のベンチで寝てしまい、駅員さんに起こされたこともあります。電車ではつり革につかまり、立ったまま寝ていました。疲れのあまり仕事中に居眠りすることが多くなり、ミスが増えました。歯科技工の業界では技工物の単価がとても安く、数多くこなさないと食べていけないのです。なので、どうしても長時間労働になってしまいます。歯科技工

所の多くは労働基準法を無視しており、（そうでないところも少ないですがあります）残業代やボーナスが出ないところも多くあります。福利厚生はありません。待遇はアルバイト以下です。うつ病などの精神疾患をわずらう人も少なくありません。いつか過労死するのではと思いました。

フランダースの犬のネロがルーベンスの絵の前で亡くなったように、私は歯の模型の前で死ぬのだろうか？　そんなのいやだ！　技工学校時代の同級生と会うと、仕事のグチが絶えず「普通の女の子になりたい」とキャンディーズが解散したときの言葉をまねていっていました。技工士の仕事のつらさは同業者でないとわからないので、グチをいえる仲間がいたのは助かりました。

そんなつらい仕事でしたが、高い学費を払って技工士になったのと、自分の意思で技工士になったというのがネックでなかなか辞められませんでした。尾崎豊ではないけれど「自由になりたくないかい」、そんな言葉を心のなかで何度いったか数え切れません。働いて半年目で胃炎を繰り返すようになり、お医者さんから仕事を辞めるように勧められたことがありました。あなたはまだ若いからほかの仕事についたほうがいいといわれましたが、なんの仕事をしても不適応な私にほかの仕事なんてできない、と思い、病院の先生の忠告を聞き入れることができませんでした。技工士もダメだけれど、ほかの仕事を新たにして不適応を起こすよりはましなので、先生の忠告を無視して技工を続けることにしました。

歯科技工士を辞めて「専門職」の肩書きがなくなるのがいやで辞める決心がつかなかったというのも、理由のひとつです。自信がない私は「歯科技工士」「専門職」の肩書きにしがみついています。肩書きを取ればなにもできない「タダの人」になりそうだからです。障害枠で歯科技工の仕事ができないか、障害者向けのハローワークで問いあわせてみましたが、できないといわれてしまいました。専門職での支援はないのです。とても残念でした。仕事が覚えられず、気まずくなったら辞めて、また新しい仕事を探すという、職を転々とする人生を送るしかないのか？　と愕然としました。また、障害者雇用では、発達障害のない人と同じ仕事内容、勤務時間でも給料が減らされてしまうこともわかりました。それは、ひとりで生活していけないくらいの給料でした。結婚ができる保証はないし、あまりにも安い給料ではひとりで食べていけない、一生、経済的に自立できないのでは？　と、絶望的な気分になりました。どうすればいいのかわからず、そのときは現状維持で転職をせずに働きました。

なかなかぴったりの病院が見つからない……

ＡＤＨＤと診断された病院はうつ病、睡眠障害など二次的な障害がないと通い続けられないようでした。私のように、以前二次障害としてうつ病を発症した経験があっても、診断時に二次障害がなければ、通院は認められないのです。仕方なく、二次障害がなくても通院できるクリニックを探し、診察を受けました。しかし、そこでは診断不可能といわれました。私にはいろんな特性があるからとのことです。診断名が出せる病院を探そうと考えましたが、通える病院がありませんでした。発達障害を診断してほしい人が増え、どこのクリニックも予約ができないのです。ですので、転院せず1年通いましたが、あまりいい結果にはなりませんでした。先生とあわなかったのです。なにか相談をするたびに否定的な言葉が返ってくるので、診療後は気分が悪くなりました。

通院していた期間に、おつきあいをしている男性がいたことがあり、彼は私に言葉の暴力を振るっていました。そのことを先生に相談したら「そうさせる原因はあなたにある」といわれたのです。暴力を肯定し、暴力の原因を私のせいにされたように思え、いやな気持ちになったので、それから通院はやめました。発達障害は自己診断では障害と認められません。しかし、病院はどこも予約が取れず、電話が殺到してつながらない。たとえ予約が取れても初診まで数か月から数年待ちで、あまりにも長くて待ちきれません。うつ病などの二次障害は出ていなかったので、通院先を探すのはいったん諦めました。

●●●仕事のつらさを乗り越える方法

職場ではラジオが1日中流れていて、私はラジオから流れる音楽やラジオ番組を心のよりどころとしていました。休憩時間にラジオ番組に音楽のリクエストをし、ラジオ番組に投稿をすることが、仕事でのストレス発散になっていました。ラジオを聴くようになってから洋楽に興味を持つようになり、興味の範囲が広がり、楽しみが増えたことはよかったと思います。休日はスポーツジムで運動をし、健康作りをしました。ときにはインターネットの発達障害関係のオフ会に参加をして、当事者の人たちと話をし、悩みを共有することで癒されました。楽しみを見つけても仕事が覚えられるようにはなりませんが、元気はもらえました。

職場ではいつまでたっても仕事が覚えられず、社長からいやみをいわれ続けました。不器用さがたたってテキパキと仕事をこなせませんでした。急いで仕事をしないといけないのはわかります。しかし、社長にはマイペースに見えたのでしょう。私には到底できないような高い能力を求められ、まるで小学1年生の子が6年生の勉強をしなさいといわれているようでした。だんだんいづらくなり、勤めて3年目で歯科技工所を辞めました。私の能力にあっていて、給料がもう少しよいところで働きたいと思いました。

●●●婚活、そして彼氏との出会い

ある日、テレビドラマでこんな場面を見ることがありました。

独身の中年男性「俺は一生結婚をしない」
年老いた母親「あなたは今、元気だからそういうことがいえるのよ」

その年老いた母親は将来を考えて老人ホームに入ろうと考えていたのです。その母親の台詞は説得力がありました。今は元気だからいいけれど、年をとったあとにひとりでいるのはやはり心配です。そこで私は2005年から婚活を始めました。ネットのオフ会、飲み会サークル、ネットの有料お見合いサイトといろいろな手段で婚活をしましたが、出会いはありませんでした。

2006年1月に中学のときの同窓会に参加をしました。今までクラス会にもほとんど参加しなかった私がなぜ、同窓会に行ったかというと、ブログのネタがほしかったからです。出会い目的はまったくありませんでした。元いじめられっ子が同窓会に行ったらどうなるのか、体を張って確かめてみたかったのです。その会で、中学2年生のときに、同じクラスにいた男性と再会をしました。たまたま私がひとりでいたときに、向こうから話しかけてきたのです。そのときは、話し相手がいなかったので助かったと思った程度で、男性として意識していませんでした。同窓会が終了し、帰ってテレビを観ようと思ったときでした。その男性に近くの居酒屋での二次会に誘われ、こういわれたのです。

男性「メルアド教えてもらえる？」

私「えっ⁉　誰のメルアド？」

まさか、メルアドを聞かれるとは思いもしなかったので私は驚きました。

男性「ほかの人のメルアドを聞いてどうするの？」

まぁ、教えても減るものじゃないし、いいか。そう思ってアドレスを教えたものの、向こうからメールは来ないだろうし私から出す気もないから、今後会うことはないだろうなと思っていました。しかし、私の予想ははずれ、同窓会が終了して1週間後に「よかったら今度食事に行きませんか？」というメールが届いたのです。当時の給料は安く、外食にはなかなか行けなかったのもあり、割り勘くらいになるだろうという卑しい気持ちでＯＫをしました。それから何度か2人で食事をするようになり、２００6年の3月につきあいを始めました。

●●●彼とのマイペースなデート

発達障害者がおつきあいをするのは大変でうまくいかない話をよく耳にしますが、私個人としてはお互いの価値観があって、ある程度コミュニケーションがとれればつきあいは成立すると思います。発達障害については、つきあいが長くなったらカミングアウトをすべきだけれど、現段階ではまだ話さないほうがいいと考えていました。つきあって間もないのにカミングアウトをするのは相手がとまどうし、危険だと感じていたからです。まずは「私はそそっかしいから」「とろいから」と私の障害のことを性格として理解してもらえるよう、会話の随所で伝えました。

お互い夜遅くまで仕事をする職種であり、休みもあわないので仕事を終えてから会っていました。仕事のあとにどこか出かけることはむずかしいので、つきあい始めのころはファミレスでお茶をするか、外食をしていました。しかし、それだとお金がかかるので、彼の家でご飯を食べることが多くなりました。私が作った料理を持っていき、食べることもありました。仕事で疲れていることもお互い多く、いくらおつきあいをしていても体力がついていかないときもありました。向こうから「仕事が終わらないから今日は会えない」というメールがきて、「ラッキー！　これで休める」と思ってしまったこともあります。私はメールで「仕事じゃあ仕方ないよ、お仕事頑張ってね。また時間ができたら会おうよ」などと返していました。はたから見れば聞きわけのよい彼女に見えたかもしれません。

お互いハードな仕事をしていて仕事の大変さは理解していたので、仕事で会うのをキャンセルされても問題ありませんでした。私も仕事が終わらなくて会う予定をキャンセルしたことが何度かありました。私が夏休みか冬休みのときは彼と休みが1日はあうので、そのときはどこかに出かけていました。お互い仕事で疲れているので、デートの最中に居眠りをするのは普通でした。私は会話の途中で寝ていました。でも、私たちのつきあいはうまくいっていました。

●●●同棲生活は突然に……

休みがあわず、会う時間も少ないので、つきあって半年目のときに彼がひとり暮らしをしている家で3か月限定の同棲を始めました。なぜ3か月だったかというと、だらだら同棲をすると婚期を逃してケジメがつけられなくなる、と思ったからです。これは彼と結婚してもいっしょにやっていけるか試すいいチャンスだ、と思いました。同棲を機に、家事ができなくて暴力を振るわれたりされないか、少し心配でもありました。もし、そうなったら別れる覚悟でした。彼は同棲ができて楽しそうでしたが、私は彼の言動に目を光らせていました。「彼と結婚しても大丈夫なのだろうか?」。期間を短くしたのは正解でした。私は仕事の帰りが早くても9時を過ぎてしまうので、それから食事の支度をして後片づけをすると寝るころには深夜1時を回っていました。翌朝は6時45分に起きないといけないのでとてもハードな生活で、体力が持たなかったからです。

同棲をして学んだことがあります。男性はいわないとわからないということ、察してほしいとは思わないほうがいいということです。私は、彼の片づけが苦手で大ざっぱなところはいやだと思っていましたが、私自身も細かいことや片づけが苦手なので、彼が大ざっぱで助かりました。「このゴミはなんだ!?」といわれるよりはましかな、と思いました。3か月同棲しましたが、彼が悪いほうへと変わることはありませんでした。

人生の決断、婚約

つきあって10か月目で彼が両親に私を紹介したいといってきました。

ここまできたら、カミングアウトをしたほうがいいと感じたので思い切っていうことにしました。婚約前のほうがいいだろう。婚約後だと婚約破棄の原因になりそうだからです。私は覚悟をもって切り出しました。

私「私が今まで、発達障害の勉強会に行っていたのにはわけがあるの。実は病院でADHDと診断をされていたんだ」

彼「えっ！」

私「私は子どものころからなにをやってもうまくできなくて、家族や先生から怒られてばかりだったし、家では父によく殴られていたの。学校ではいじめられていたし。社会人になってから仕事ができなくて職場で不適応を起こしてうつ病になったんだ。うつ病の治療中、発達障害のことを知って病院で検査をしたらADHDっていわれた」

彼「そうだったんだ」

私「ADHDはどちらか片方がADHDだと遺伝しやすいといわれているの。だから、子どもに遺伝する可能性は発達障害がない夫婦より高いよ。もし発達障害を持った子どもができたら発達障害がない子どもの子育てより大変だよ」

しばらく間が空きました。沈黙が気まずい……。沈黙を打ち切ったのは彼でした。

彼「今日子は海外で仕事もしてるし、ＯＬから歯科技工士の専門学校に通って歯科技工士にもなったじゃん。普通はやりたい、と思っても行動に移せない人がほとんどだよ。俺は今日子のそういうところを買っているんだ。将来生まれてくる俺たちの子どもがＡＤＨＤでもいい。今日子の行動的な性格と俺の前向きな性格が遺伝するかもしれないじゃん。ＡＤＨＤを持っていても関係ないよ。子どものいいところがあったらそこを伸ばそうよ。運動が得意なら運動に力を入れるとか、絵が得意なら絵の才能を伸ばす手伝いをすればいいじゃん」

破局覚悟でカミングアウトをしたのでホッとして力が抜けてしまいました。かなり精神を消耗しましたが、彼が理解してくれて本当によかった、と思いました。これで将来、私たちの子どもが私と同じ思いをしないで済むかもしれません。私と同じ思いは誰にもさせたくない。しかし同時に、仮に彼と破局してまた新たに彼氏ができたとき、再びカミングアウトをする気力はあるだろうか？　と考えてしまいました。

彼「俺のこと、幸せにしてね」
私「結婚することをあなたの家族や友人に反対されたりしないかな？」
彼「親は俺が選んだ相手なら反対をしないよ。友だちも反対なんてしない。反対なんかしたらこっちから縁を切ってやるよ。誰に反対されても俺は今日子がいい」

大丈夫かな？　反対されたらそのときどうするか考えることにしました。

それから半年がたち、私は正式にプロポーズをされ、婚約することになりました。彼はいっしょにいてとても楽だし、口うるさくないところがとてもいい、と思ったのです。彼氏や配偶者から怒られるのはこりごりですから。そして、3か月間の同棲経験で、いっしょに生活をしても大丈夫だ、と確信できていました。昔は結婚したくないと思っていたのですが、彼と出会い、考えが変わりました。家で明るく楽しく暴力と無縁に過ごしたい、と思ったのです。それでも、結婚してからうまくやっていけるだろうか？　という不安はまだありましたが、それは結婚してから考えることにしました。

●●●院内ラボに就職

歯科技工所を退職後、歯科医院に勤めることにしました。2007年5月のことでした。院内ラボは歯科技工所ほど、拘束時間が長くなく、給料がよいと聞いたからです。結婚すればお金の心配はないのでは？　と思われるかもしれませんが、もし、死別や離婚となれば経済的に食べていけなくなる可能性があり、シングルマザーになればなおさらその可能性は高くなります。そもそも、専業主婦になって夫に食べさせてもらおうとは考えていませんでした。

歯科技工所より院内ラボのほうが楽かな、と思っていましたが、それは間違いでした。前の職場より生産数が多く、とても安い単価の技工物なので、すばやく仕事をこなさないといけなくなり、仕事内容は以前より過酷になりました。高いレベルの技工物は求められなくなりましたが、代わりに数多くの仕事をこなすことを要求されました。作るスピードが遅くても早くても、歯科技工士は朝9時から夜10時過ぎまで、ときには日づけが変わってからも働かないといけないくらいの仕事をこなしました。職場により仕事のやり方が違うので、新たに仕事を覚えなおす必要があり、頭がパンクしました。歯科医院でも人の話が理解できない、仕事が覚えられないという壁に直面しました。かなり大変で、厳しく感じましたが、職場を転々とするのはかなりエネルギーを消耗するのでできませんでした。毎日夜遅くまで仕事をするので疲れがとれず、仕事のミスが増えました。6時間以上も座りっぱなしで腰を痛め、1か月以上毎日のように整形外科に通院をしていたこともあります。精神的、体力的に限界がきたので、給料は安くなるけれども疲れないパート勤務に変えてもらい、仕事内容も簡単なものに変えてもらいました。給料が安いのはつらいですが精神的、肉体的に楽になりました。

輝いて生きる私だけの道
——結婚、そしてこれから

Shining

●●●不思議な結婚生活

2008年3月9日、私たちは結婚をしました。お互いの両親の反対もなく、スムーズに結婚ができました。なぜ、この日に入籍したかというと、3月9日におつきあいを始めたからです。入籍日は夫が決めました。私は自分の誕生日以外に入籍をすればいつでもいいと思っていました。それは、離婚をしたら誕生日がくるたびに離婚のことを思い出してしまうと思ったからです。結婚をするのに離婚のことを考えるとは変わっていると思われるかもしれませんが、発達障害がある人の場合、離婚をする、またはされる可能性が高いと聞いたことがあるので、心の片隅でいつも考えてしまうのです。そのような理由で、私は結婚しても歯科医院でパート技工士として勤めていたのです。

結婚をして自分に自信がついたということはありませんでした。「もっといい人と結婚すればいいのに」と思いますし、こんな変な奥さんと結婚をして、夫の周囲からの評価が落ちるのではないかとも思います。夫の友人と会うと、場の雰囲気を悪くしてしまいそうなので会うことは避けています。実家にいたころとは違い、家族になじられることがなく、精神的にも穏やかに過ごしています。

結婚をして4年目になりました。なぜ、結婚生活ができるのか理由があります。第1に会う時間が少ないことです。勤務時間がそれぞれ違うので、朝、顔をあわせることは少なく、家でいっしょに食事をすることはほとんどありません。夫は仕事の帰りが遅く、休みが月に1、2回しかあわないのです。ですから、私が家事をするのが遅くても、ヘマをしても見られることがないのです。

第2の理由として、夫が家事を手伝ってくれて束縛をせず、結婚をしているわりに自由であり、お互い自分の世界を持っているということがあります。夫は忙しいなか家事を手伝ってくれ、本当に感謝しています。手伝いがなかったら、仕事しながら家庭生活をうまく送ることはできないでしょう。私たち夫婦には共通の趣味はありません。私はアウトドア派、夫はインドア派です。また、結婚したばかりのころは会話がありましたが、今は少なくなっています。結婚したばかりのころとお互いの状況が変わり、ふたりとも仕事の休みの融通が利かなくなってしまったので休みがあいにくくなりました。それぞれ興味の対象があまりにも違うので、共通の楽しみや生きがいもありません。自由であり、過ごしやすいですが、このままでいいのだろうか？　とうすうす感じています。

●●●夫婦生活もラクじゃない

夫は発達障害に対する知識や興味はほとんどありません。「今日子が俺の趣味に関心がないのと同じで発達障害に興味がない。興味が持てない」といっていました。発達障害の本やサイト、新聞記事を見ることもなく、講演会や勉強会に行くこともありません。ただし、発達障害に対して、否定的な見方をすることはありません。世間一般の奥さんのように家事ができるようになってほしいなど自分の理想を押しつけることもないので、助かっています。しかし、なにか悩みを相談すると、発達障害がない人向けのアドバイスが返ってくるので、発達障害者向けのアドバイスがほしいときは発達障害の知識がある人に相談をするようにしています。主人に発達障害の知識があればいいな、と思います。身近な人に「興味がない」といわれるのは残念です。しかし、興味のないことに「興味を持って」と押しつけることもできないので、どうすればいいのかわかりません。

結婚をしたらなにもかもが安泰だ、というわけにはいかないのです。「主人が先に亡くなったら経済的にひとりで生きていけるのだろうか?」「シングルマザーになったらどう生きていけばいいのか?」。結婚をしても既婚者なりの不安があります。そのような悩みもあって、私は仕事を続けていきたいと思っています。

就労の悩みを人に話すと「旦那さんも働いているんでしょ?」「旦那さんに食べさせてもらえば?」といわれることがあります。そういわれるのは正直いやです。結婚をしても経済的に自立できる人間になりたいのです。夫の家族や親戚は私に発達障害があることを知りません。ほとんど会う機会がないので、いう必要を感じないからです。

●●●通院できる病院を見つけた

2008年当時、学習障害（LD）の方と出会う機会があり、お話しをするに連れて、学習障害の人と同じ特性が私にあるとわかりました。「事物の因果関係を理解することがむずかしい」「聞き漏らしがある」「飲み込みが遅い」「飛躍した考えをする」「見当違いな判断をする」などです。

学習障害の人と話すにつれて、学習障害とはどういうものかわかってきました。学習障害の本を読むことで入る知識もありますが、学習障害の当事者と話さないと得られない知識があります。それは「感情」です。字が読めないことでどのように困るかという感情は本に書かれていないことが多いのです。当事者の方が話せば感情が多く入ってきます。そして、私は大きな発見をしたのです。

「私はＡＤＨＤ的な要素より、ＬＤ的な要素でつまずいたんだ！」

今まで、ＬＤ的要素で困っていたことは性格上の問題だと思って、病院ではいわなかったのです。もしかしたら、私はＡＤＨＤとＬＤの混合型なのかもしれないと思いました。純粋なＬＤや、ＬＤの特性を多く持つ、ＡＤＨＤとの混合型だ、という可能性もあります。気になるから診察をしてもらおう！　問題点がわかれば、解決につながるかもしれない。私は迷わず地元の保健所に電話をしました。しかし、何度かけても回線が混雑していてつながりません。さいわいネットで診断できる病院を見つけ予約ができ、検査をした結果、診断名がつかない軽度の発達障害であるといわれました。私の場合、典型的なＡＤＨＤやＬＤや自閉の特性がないからです。ＡＤＨＤやＬＤなどいろんな特性があるけれど、どれも「傾向」程度の特性なので、広汎性発達障害にはなりませんでした。明確な診断名がなく、まるで発達障害の世界での居場所がないようですっきりしませんでしたが、発達障害者のなかには診断がつかない人もいると聞き、納得できました。診断名を探すための病院まわりは大変なので、診断名探しはここまでにしようと思いました。

過去にアスペルガーの要素を持っているといわれたときもありました。私はこだわりが強いほうです。でも私のこだわりは性格の範囲で、こだわりがあっても人にあわせることができるとわかりました。私は天然で、とんちんかんなことをいうときがあるので、自分自身のことを空気が読めない人だと思っていました。しかし、場にあわせた行動ができるので空気は読めているという事実を知ることができ、会話が苦手な原因は、頭のなかが混乱しやすくいわれたことが整理できないからだとわかりました。また人間関係でつまずく原因は、発達障害というより、過去のいじめによるトラウマという二次的なものが原因だとわかりました。

●●●歯科技工士を辞めることにしました

私は、2012年の冬に歯科技工士の仕事を辞めることにしました。障害者職業センターで職業適性検査を受けたところ、私には空間認知能力がなく、スピードの速さや、細かい作業を求められる仕事は向いていない、ということがわかったからです。なので、歯科技工士の仕事に未練はありません。

この検査で、もうひとつわかったことがありました。それは、ひとつのことに集中できるタイプなので、製造業での機械操作、単純作業、軽作業、梱包、手順が決まった仕事、おおざっぱな製造、簡単な事務が向いているということです。

現在私は歯科技工士の仕事を辞めて、一般就労を目指して就職活動をしています。障害者職業センターの相談員の方に、障害者就労ではなく一般就労を勧められたからです。職業適性検査の結果を見ると、適性にあった仕事であれば一般就労ができるかもしれないといわれました。将来のことを考えても、一般就労と同じくらいの収入がほしいので、なんとか仕事を見つけたいと思っています。障害者就労になると、給料が一般就労より大幅に下がってしまい、経済的に考えて生活ができなくなってしまうのです。障害者就労であっても、給料を下げないでほしいと思います。または、発達障害への支援や理解が広まって、一般就労でも、発達障害であることをカミングアウトして働くことができたらよいな、と思います。

●●●Shall We 合気道？

私は32歳のときに合気道を始めました。発達障害を持ちながら生きられる精神的強さを、合気道を通じて身につけたいと思ったからです。合気道は試合がなく、徒手、または木剣や杖を使い、力をかけず、相手を痛めないで護身的な技を磨く安全な武道です。稽古では先生が演武を見せた後、2人1組になって技をかける側、受ける側にわかれて練習をします。年に数回、審査会があり、受かれば級や段を取得できます。道場や流派によりますが、女性は2級から袴が履けて、男性は初段から袴と黒帯を着ることが許されます。

私が合気道を始めてから、約5年経ちます。私は見たものを再現する力がないので、技を覚えるのに誰よりも時間がかかってしまいます。合気道をまったく知らない人間が技を覚えるのはとても大変で、何度も辞めようと思いましたが、生真面目な私は「級を取る」という目標をクリアしてから辞めようと考えていました。あまりにも私が技を覚えられないので、先生や同じ道場の人が怒ってしまわないか、いつもハラハラしていました。

道場の人たちは「今日子さんはすぐ辞めるかと思った」「こんな不器用な人がよく続いている」などといわれています。みんなが驚いているのは私の根性でした。私は今まで散々、学校や家庭、社会のなかで、人から責められ、怒られて、たくさんのことにつまずきながら生きてきたので、根性だけはあるのです。しかし、そんな方法で根性が身につくのは悲しいですし、むしろ、人格形成に悪影響が出るので好ましくありません。さいわい道場の人たちや先生はよい人たちで根気よく丁寧に教えてくれ、覚えが悪くても怒られたり、嫌味をいわれることがないおかげで続けることができています。今も元気に楽しく合気道ができるのは私を支えてくださる道場のみなさんのおかげだと、感謝の気持ちでいっぱいです。人は誰かの支えがあって生きていけるものなんだと合気道を通じて学びました。

技を磨き、上達をすることが楽しく、級が取れるので、今は生きていくのに欠かせないものとなりました。仕事やプライベートでいやなことがあるときに合気道をしていると、技を覚えることに集中するので、いやなことを忘れることができ、ストレス解消に役立っています。現在はやっと初段を取ることができました。私が通う道場では社会人から始め、定期的に稽古に来ている場合、4年で初段が取れるのですが、私にとって初段を取るのは遠い道のりでした。私の場合、運動神経がない、物覚えが悪いという特性があるのです。4年以内というのはできるだけ気にしないで、自分のペースで初段を目指し、後から入ってきた人たちに追い抜かれても気にしないようにしました。発達障害だとわからなければ「ほかの人たちは初段が取れたのに未だに私は白帯だ……」とおちこんでいたと思います。

技の練習のとき、自分に力が入れば相手も力が入ってしまい、技がうまくかけられなくなります。自分が力を抜けば相手も力が抜けて技がかけられるようになります。人間関係と同じで、自分の気持ち次第で相手が変わるのだと学習しました。

いくら武道で鍛えていても人に暴力を振るうのは本当に強い人ではありません。武道で強いのと精神面で強いのは別です。人に暴力を振るわず、自分より弱い人を支配しない、見下さない人ことが本当に強い人間だと合気道が教えてくれました。発達障害を乗り越えられる精神的な強さが身についたかどうかはわからないですが、これからも合気道を続けていきたいです。

合気道を続け技が上達すればするほどおもしろくなり、道場に通うのが楽しくなりました。ほとんど休まず稽古に通っているので道場の人たちから

「頑張っているね」

「家庭は大丈夫？」


なんていわれることもあります。好きなことはとことんのめりこむのです。今は私が楽しく合気道をするようになってきたので、自然と道場の人たちと仲よくなっていきました。

●●●発達障害とともに輝く！

私は結婚前から数回、講演会に呼ばれて講演をすることがありました。それらの講演会活動を通じてわかったことがあります。支援者の方が「発達障害を理解してください」というよりも、当事者がいったほうが説得力があるということです。昔、支援者の方から共同著書に当事者として執筆依頼を受けたことがありました。当事者が書くとどのような発達障害の

特徴で、どのように困っているか、と感情が出てくるので、より説得力があるからです。発達障害を理解してほしいと思うのならば当事者自ら声をあげないといけない、と講演会活動や執筆を通じて感じました。黙って待っているだけでは発達障害は理解されませんし、偏見を持たれたままで、なにも変わりません。このまま理解啓蒙をしないで死んでいくのは耐えられない。元気なうちにできるだけ理解啓蒙をしたいと思うようになりました。声をあげられるなら声をあげよう！

そして２０１０年1月、私は発達障害の理解を広める団体を立ちあげました。名前は、成人発達障害と歩む会「シャイニング」です（http://ameblo.jp/ayu-mukai-shining/）。私はその代表をしています。「シャイニング」という名前はあるスタッフが考えました。発達障害の世界が輝きますように、スタッフ全員が活動を通じて輝きますように、歩む会にかかわった人たち、セミナーや講演会に参加してくださった人たちが輝きますように、といろいろな意味がこめられています。

「シャイニング」は当事者会ではありません。発達障害のある当事者はもちろん、その家族、発達障害について知りたい人、理解したい人、「シャイニング」の活動を応援したい人、「シャイニング」に関心がある人、教育関係者、発達障害者の支援者、発達障害関係の仕事をしている人、または将来支援者や発達障害関係の仕事に就きたい人など、誰でも制限なくかかわることができます。

現在スタッフは私を含め、5人です。「シャイニング」では成人当事者向けのセミナー（男性向けと女性向けの恋愛セミナー、メイクセミナー、ビジネスマナーなど）を開催しています。ほかにも、不定期に発達障害の理解を広める講演会、定期的に発達障害者と支援者がかかわれる交流会を開催しています。スタッフは得意分野を生かして「シャイニング」の仕事をしています。パソコンが得意な人はパソコン業務を、司会進行が得意であれば司会を、受付が得意な人は受付を、文章が書くのが得意であれば宣伝文などの文章作成の担当をしています。それぞれが得意分野を生かし、お互いのよさを認めて必要としているところを大事にしていきたいと思っています。

セミナーや講演会や交流会を開催するにはいろいろな準備が必要ですが、みんな本業の仕事をこなしながら行っています。大変な作業ですが、このような準備を経て、講演会やセミナーや交流会が無事終わると充実感を感じ、参加者のみなさんから「来てよかったです」「また来ます」「開催をしてくださってありがとうございます」などと嬉しい感想を頂くと疲れも吹っ飛びます。参加者の方たちが満足そうに帰られる姿、終わってからも名残惜しそうに残る姿はなにごとにも代えがたい喜びです。なかにはセミナーに毎月来てくださる方もいて、満席になるときもよくあります。こういうセミナーをやってほしいという要望をいただくこともあります。多い要望にはできるだけお応えしたいと思っています。

●●●「シャイニング」が私に教えてくれたこと

私は「シャイニング」を立ちあげてから変わった気がします。私は今まで「発達障害を理解して」と世間に理解を求めることばかりいっており、無理解な反応があると「なんで理解しないいんだ！」と怒りを感じることもありました。しかし、「シャイニング」を立ちあげてから、理解できない、しない側のことを考えないのはよくない、と気づき、反省したのです。理解できない、しない側には理由や事情があるかもしれません。どうすれば理解してもらえるか考えるほうが大事だとわかりました。かりに私が発達障害がない人間だとして、肯定的に発達障害をとらえていても、簡単に理解することはきっとできないでしょう。ですから、発達障害者のなかにもいろいろな人がいて、発達障害とはどういうものか理解をしても、当事者の私ですら知識として知ることは大変だとわかりました。世間に理解を求めるのはとても大変ですが、理解を求めることをあきらめたくはありません。

また、活動を始めてから周囲の人たちに「明るくなった」といわれることが増えました。活動を通じてセミナーを開催し、成功する経験を積んで参加者のみなさんから喜ばれているせいか、自分でもマイナスな発言をする回数や自分を卑下する回数が減った気がします。おちこんでも立ち直りが昔より早くなりました。発達障害の理解を広めるために立ちあげた団体ですが、セミナーの講師や講演者との打ちあわせ、講演会、交流会の運営をすること、参加者と話すことは私自身のコミュニケーションの勉強になっています。私は友人が少ないので、「シャイニング」の活動は、仕事以外で人とかかわることができる貴重な時間なのです。

●●●自信ってなんだろう?

「シャイニング」の活動が当事者の方々に喜んで頂けていること、よいスタッフに恵まれて、みんなが私を支えてくれること、参加者のみなさんがねぎらいの言葉をかけてくださること、それが「私でもこんなよいことができるんだ」という私の自信や元気へとつながっている気がします。「ありがとうございます」の言葉では言い表せないくらいの、感謝の気持ちでいっぱいです。まだ、自分に自信があるとはいいきれませんが、活動を通して確信したことがあります。それは、自信はひとりでつけるものでなく、人に感謝され、人に感謝をし、支えあうことでついていくということです。いくら学歴や知識、資格、社会的地位を得ても、人から感謝されず、理解や支持をえられなければ自信はつかないのではないかと感じています。また、学歴や職業、職場、家庭のあるなしで人の真価は決められないと思います。大事なのは「今どう生きているか」「仕事に対してどのように取り組んでいるか」「人に対しての思いやりがあるか、誠実であるか」ということなのではないでしょうか。それらを大事にしていれば人が自然と集まり、認められて自信へとつながると思うのです。発達障害だって乗り越えられるかもしれません。

しかし、自信がないことは悪いことだと私は思いません。なぜなら、自信がないということは、裏を返せば「人の痛みがわかる人」だと思うからです。もちろん、自信がある人はみんな人の痛みがわからないということではありません。私は今まで人から認められることばかり要求していました。しかし、これからは他人のよさを見つけられる人になろうと思っています。そうすれば他人も人のよさを見つけようという気持ちになるかもしれません。これがよい連鎖になれば嬉しいです。

「シャイニング」では2011年に入ってから活動がさらにさかんになってきました。出版社から取材を受けたり、ほかの団体からコラボしませんか？　という依頼を受けたりしています。いろいろな団体を通じて人と人がつながっていくのが嬉しく、これからどうなるのか楽しみです。「シャイニング」での活動は趣味であると同時に、私の一部であり、スタッフたちの生きがいになっています。

私からのお願い7

♣恋人や配偶者が発達障害者であるみなさんへ

● 発達障害がある女性と結婚をしている男性は、家のことを配偶者に任せきりにせず、手伝ってあげてください。世間一般の主婦と比べないようにしてください。

● 発達障害の知識がなくても、相手がどのような特性を持っているか理解する努力をしてほしいです。パートナーが発達障害であることに「無関心」でいるのではなく、関心を持って接することが大事です。

♣発達障害者の支援を行なっているみなさんへ

● 学校や就労での支援は大事ですが、恋愛や婚活の支援があればいいなと思います。すべての発達障害者ではないですが、恋愛経験がとぼしい人がなかにはいます。そういう人たちが、恋愛や婚活で苦労をすることがあるからです。

● 結婚生活にかんする支援がぜひほしいです。たとえば、発達障害を持つ主婦のための家事講座、子育て支援などはどうでしょうか。なかには配偶者や相手の親族が発達障害を理解してくれないという人もいます。そういう人のために配偶者に理解してもらえるよう、支援者が間に入って理解をうながしてくれたらと思います。

♣発達障害者と暮らすすべてのみなさんへ

● 当事者は、人からほめられ、認められる経験が少ないので、自分自身が周囲の人にどう映っているか、イメージしにくいのです。障害の特性上、人によっては自分がどんな人間か客観視できない当事者もいますし、自尊心の低下で自分はなにもかもできない人間なんだと思いこんでしまい、得意不得意がわからなくなってしまった当事者もいます。得意不得意を探せる支援があればと思います。

おわりに――私の願い

本書のなかで自分自身の人生を振り返ってきましたが、正直にいうと、「もう一度人間に生まれ変わっても発達障害者になりたい」と私は思えません。発達障害を持って生まれてきてよかったことより、よくなかったことのほうがはるかに多いからです。周囲の理解がないために傷つくことが少なくないし、周囲とあわせるために、できないこと、苦手なことを必死で頑張ってみても、思ったような成果が上がったことはない。いくら発達障害であるという診断を受けて、生き方が変わったといって、大変だなあと思う気持ちは変わりません。

もちろん、社会のなかで生きていくためには、発達障害のあるなしにかかわらず、どんな人でも努力をしなければならないことはいくつもあります。ただ、私がこれまで生きてきたなかで思うのは、発達障害ゆえに苦手なことがあるということを周りの人たちが知っていてくれて、ほんの少し手助けしてくれたら、その努力も空回りせずにすむのではないか、ということです。

とはいえ、残念なことですが、発達障害であることを周りの人にカミングアウトすることさえむずかしいのが今の社会です。発達障害という障害の存在が広く知られるようになって、以前より状況は少しずつよくなっていると思うのですが、隠して生きている人たちもまだまだいます。発達障害をカミングアウトして堂々と生きるのは勇気のいることなのです。発達障害だからって甘えるな、と批判されるかもしれない、おかしな人だと思われてしまうかもしれない。そう考えると、怖いのです。私自身も職場でカミングアウトできませんでした。私が堂々と発達障害だといえるのは、発達障害に理解のある人々との集まりのなかだけです。

私は将来、堂々と発達障害のある人間として生きていきたいと思っています。そして、すべての当事者の方たちが、発達障害があっても障害を隠す心配をしないで堂々と生きていける世の中になることを願っています。発達障害であることを、あたりまえに理解してもらえる社会にするのはむずかしいですが、少しでも理解を広げられたらと思います。そのためにこの本を書きました。

私の本を手に取ってくださったことがきっかけで発達障害に対しての理解が深まることを願っています。また、発達障害のある方に、発達障害とともに生きる勇気や元気を少しでも持っていただけたのなら、とても嬉しいです。発達障害者のあるお子さんを持つご家族や発達障害のある人とかかわり、支援する方たちにはぜひ、発達障害がある人と接するヒントをつかんでほしいと思います。この本がきっかけで、発達障害とつながる人たちが輝くことを願っています。最後まで読んでいただき、どうもありがとうございました。

２０１２年10月

高橋　今日子

◆著者紹介
高橋 今日子（たかはし・きょうこ）
1975年生まれ。幼少のころから人と違うことに悩み始める。出来不出来の差が激しく、学校や職場では苦労の連続だった。家族など周囲の人たちからは理解を得られず、つらい思いをしてきた。専門学校卒業後、ウエイトレス、事務職、歯科技工士の仕事を転々とする。25歳のときに発達障害の診断を受ける。その後、発達障害の理解を広める活動がしたい、発達障害の人たちが生きやすい社会を作りたい、と思い始める。2010年に成人発達障害と歩む会「シャイニング」を立ち上げる。
現在は「シャイニング」で、講演会や交流会を通じて発達障害の理解を広める活動に力を注いでいる。(URL : http://ameblo.jp/ayumukai-shining/)

発達障害 ヘンな子と言われつづけて
――いじめられてきた私のサバイバルな日々

2012年11月20日　初版第1刷発行
2014年 6月30日　初版第2刷発行

著　者　　高橋　今日子

発行者　　石井昭男
発行所　　株式会社明石書店
〒101-0021　東京都千代田区外神田6-9-5
電話　03-5818-1171　FAX　03-5818-1174
振替　00100-7-24505
http://www.akashi.co.jp
装丁／装画　荒木慎司
印　刷　　モリモト印刷株式会社
製　本　　協栄製本株式会社

（定価はカバーに表示してあります）　ISBN978-4-7503-3702-9

むずかしい子を育てる

コモンセンス・ペアレンティング・ワークブック【DVD付】

野口啓示 著　のぐちふみこ イラスト

■A5判／並製／136頁　◎1800円

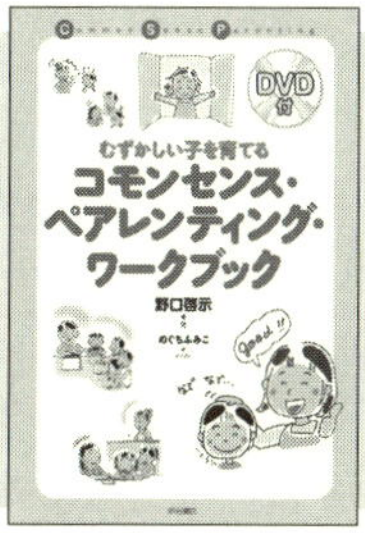

子育て中につい怒鳴ったり、叩いたりしていませんか。コモンセンス・ペアレンティングは、子どもとのコミュニケーションを円滑にすることで、具体的なしつけの方法を身に付けることができます。親子関係を改善し、子どものやる気を引き出すためのワークブック。

内容構成

〈価格は本体価格です〉